공중보건

기출문제 정복하기

8·9급 공무원 보건진료직/보건직

공중보건 기출문제 정복하기

초판 인쇄   2022년 1월 5일
초판 발행   2022년 1월 7일

편 저 자 | 공무원시험연구소
발 행 처 | ㈜서원각
등록번호 | 1999-1A-107호
주   소 | 경기도 고양시 일산서구 덕산로 88-45(가좌동)
교재주문 | 031-923-2051
팩   스 | 031-923-3815
교재문의 | 카카오톡 플러스 친구[서원각]
영상문의 | 070-4233-2505
홈페이지 | www.goseowon.com
책임편집 | 정유진
디 자 인 | 이규희

Preface

모든 시험에 앞서 가장 중요한 것은 출제되었던 문제를 풀어봄으로써 그 시험의 유형 및 출제경향, 난도 등을 파악하는 데에 있다. 즉, 최단시간 내 최대의 학습효과를 거두기 위해서는 기출문제의 분석이 무엇보다도 중요하다는 것이다.

9급 공무원 보건직 공중보건 기출문제정복하기는 이를 주지하고 그동안 시행되어 온 국가직과 각 지방직 및 서울시 기출문제를 연도별로 수록하여 수험생들에게 매년 다양하게 변화하고 있는 출제경향에 적응하여 단기간에 최대의 학습효과를 거둘 수 있도록 하였다.

9급 공무원 시험의 경쟁률이 해마다 점점 더 치열해지고 있다. 이럴 때일수록 기본적인 내용에 대한 탄탄한 학습이 빛을 발한다. 수험생 모두가 자신을 믿고 본서와 함께 끝까지 노력하여 합격의 결실을 맺기를 희망한다.

1%의 행운을 잡기 위한 99%의 노력! 본서가 수험생 여러분의 행운이 되어 합격을 향한 노력에 힘을 보탤 수 있기를 바란다..

Structure

● 기출문제 학습비법

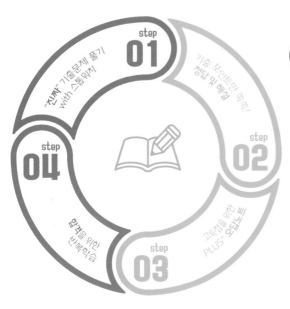

step 01
실제 출제된 기출문제를 풀어보며 시험 유형과 출제 패턴을 파악해 보자! 스톱워치를 활용하여 풀이 시간을 체크해 보는 것도 좋다.

step 02
정답을 맞힌 문제라도 꼼꼼한 해설을 통해 기초부터 심화 단계까지 다시 한 번 학습 내용을 확인해 보자!

step 03
오답분석을 통해 내가 취약한 부분을 파악하자. 직접 작성한 오답노트는 시험 전 큰 자산이 될 것이다.

step 04
합격의 비결은 반복학습에 있다. 집중하여 반복하다보면 어느 순간 모든 문제들이 내 것이 되어 있을 것이다.

● 본서의 특징 및 구성

기출문제분석
최신 기출문제를 비롯하여 그동안 시행된 기출문제를 수록하여 출제경향을 파악할 수 있도록 하였습니다. 기출문제를 풀어봄으로써 실전에 보다 철저하게 대비할 수 있습니다.

상세한 해설
매 문제 상세한 해설을 달아 문제풀이만으로도 학습이 가능하도록 하였습니다. 문제풀이와 함께 이론정리를 함으로써 완벽하게 학습할 수 있습니다.

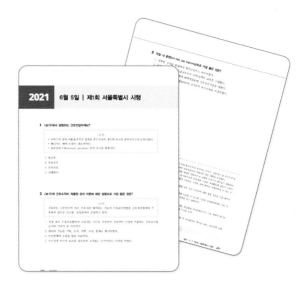

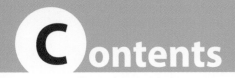

Contents

기출문제

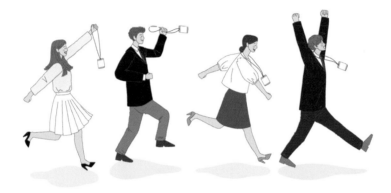

Success is the ability to go from one failure
to another with no loss of enthusiasm.

Sir Winston Churchill

공무원 시험
기출문제

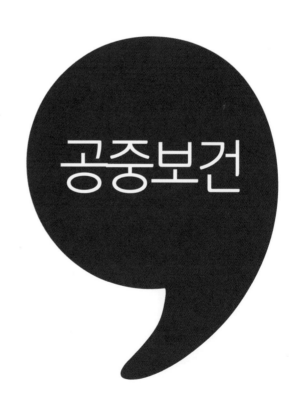

공중보건

1 WHO의 보건수준을 나타내는 3대 지표가 바르게 짝지어진 것은?

① 평균수명, 조출생률, 영아사망률

② 평균여명, 보통사망률, 영아사망률

③ 비례사망지수, 평균수명, 보통사망률

④ 비례사망지수, 평균여명, 보통사망률

2 다음 중 비례사망지수가 크다는 것의 의미로 옳은 것은?

① 영아사망이 많다.

② 영아사망이 적다.

③ 건강수준이 높다.

④ 건강수준이 낮다.

3 어느 한 지역에서 초생아의 사망률이 20%일 때 이 지역의 영아사망률을 감소시킬 수 있는 방안으로 적당한 것은?

① 검역을 강화한다.

② 영아에 대한 예방접종을 철저히 한다.

③ 산모에 대한 산전관리를 강화한다.

④ 분만시설을 제대로 구축한다.

4 다음 중 복사열 측정에 이용되는 기구는?

① 수은온도계

② 카타온도계

③ 흑구온도계

④ 아우구스트건습계

5 만성중독일 경우 신경병과 파킨슨씨병을 유발하는 오염물질은?

① Cr

② Pb

③ Cd

④ Mn

---

1 WHO가 제시한 3대 보건지표는 비례사망지수, 평균수명, 조사망률(보통사망률)이다.

2 비례사망지수 $= \dfrac{50세\ 이상\ 사망자\ 수}{연간\ 총\ 사망자\ 수} \times 1,000$ 으로, 비례사망지수가 크면 건강수준이 높다.

3 신생아 전기 사망(초생아 사망)의 원인으로는 유전적 요인, 모체 이상, 불충분한 산전관리 등이 있다.

　※ 신생아 사망률

　　㉠ 초생아 사망률 $= \dfrac{7일\ 미만의\ 사망수}{연도의\ 출생수} \times 1,000$

　　㉡ 후기 신생아 사망률 $= \dfrac{7일 \sim 28일\ 미만의\ 사망수}{연도의\ 출생수} \times 1,000$

4 흑구온도계 ··· 표면이 흑색이고 지름이 15cm인 속이 비어 있는 동구에 봉상온도계를 삽입한 것으로서 실내의 벽면 등으로부터 복사열이 체감에 미치는 영향을 평가하기 위하여 사용된다. 흑구온도계는 통풍이 잘되고, 직사광선을 받는 장소에 설치하며, 온도계 하부가 지면으로부터 약 1.2~1.5m 높이에 위치하도록 한다.

5 망가니즈(망간) ··· 원자번호 25번의 원소로, 원소기호는 Mn이다. 모든 생물에게 미량으로 필요한 필수 영양소인 반면, 다량의 망가니즈가 몸 안으로 들어오면 영구적인 신경 장애를 일으키는 독성 금속이기도 한다. 망가니즈 중독 증상은 졸음, 피곤함, 정서 불안, 마비로 나타나며, 망가니즈 광산 노동자들에게서 나타나는 일종의 파킨슨병이 Mn 중독과 연관된다는 것이 보고된 바 있다.

정답 및 해설　1.③　2.③　3.③　4.③　5.④

6 자외선이 일으킬 수 있는 질환으로 옳은 것은?

① 전리작용을 일으킨다.

② 백내장, 결막염 등을 유발한다.

③ 암순응능력을 저하시킨다.

④ 4,000 ~ 7,500 Å 의 파장으로 두통, 일사병 등을 유발한다.

7 다음 중 재해지표가 아닌 것은?

① 근로자 1,000명당 1년간 발생사상자 수이다.

② 재해 건수를 평균 실근로자 수로 나누어 1,000배 한 값이다.

③ 근로 손실일수를 연근로시간 수로 나누어 1,000배 한 값이다.

④ 재해 건수를 연근로시간 수로 나눈 것의 1,000,000배한 값이다.

8 다음 중 우리나라 하천의 수질환경기준의 항목으로 옳지 않은 것은?

① SS

② pH

③ COD

④ BOD

9 다음 중 일시적인 소음으로 인해서 청력이 손상될 수 있는 범위는 얼마인가?

① 20 ~ 20,000Hz

② 3,000 ~ 4,000Hz

③ 4,000 ~ 6,000Hz

④ 6,000 ~ 8,000Hz

10 다음 산업재해지표 중에서 연노동시간당 손실일수를 뜻하는 것은?

① 건수율

② 강도율

③ 이환율

④ 도수율

6　② 자외선은 가시광선보다도 양자로서의 에너지가 크고 화학작용 및 생리작용이 강하다. 때문에 직접 육안으로 보면, 급성결막염에 걸릴 수가 있다.

7　② **건수율** : 노동자 수에 대한 재해 발생의 빈도를 나타내는 것이다.
　　③ **강도율** : 연 근로시간당 손실 노동일수로서 재해에 의한 손상의 정도를 나타내는 것이다.
　　④ **도수율** : 노동 시간에 대한 재해의 발생 빈도를 나타내는 것이다.

8　2006년 시험 시행 당시 「환경정책기본법 시행령」에 따른 하천의 수질환경기준 항목은 수소이온농도(pH), 생물화학적 산소요구량(BOD), 부유물질량(SS), 용존산소량(DO), 총대장균군이었다.
　　※ 2020년 5월부터 시행된 「환경정책기본법 시행령」 별표1(환경기준)에 따른 우리나라 하천의 수질환경기준 항목으로는 수소이온농도(pH), 생물화학적산소요구량(BOD), 화학적산소요구량(COD), 총유기탄소량(TOC), 부유 물질량(SS), 용존산소량(DO), 총인(total phosphorus), 총대장균군, 분원성 대장균군이 있다.

9　일시적 난청(TTS : Temporary Threshold Shift) … 강력한 소음에 노출되어 생기는 난청으로 주로 4,000~6,000Hz에서 가장 많이 생기며 소음에 노출된 지 약 2시간이 경과하면 발생한다. 청신경 세포의 피로 정도에 따라 12~24시간이 지나면 회복된다.

10　**강도율** … 재해의 경·중 정도를 측정하기 위한 척도로, 근로시간 1,000시간당 재해에 의해 상실된 근로 손실일수를 말한다. $\dfrac{\text{근로 손실일수}}{\text{연근로시간수}} \times 1,000$으로 구한다.

정답 및 해설 6.② 7.① 8.③ 9.③ 10.②

11 특이성 90%가 의미하는 것으로 옳은 것은?

① 질병에 이환된 사람이 90% 양성으로 나타났다.

② 질병에 이환된 사람이 90% 음성으로 나타났다.

③ 질병에 이환되지 않은 사람이 90% 양성으로 나타났다.

④ 질병에 이환되지 않은 사람이 90% 음성으로 나타났다.

12 다음 환자−대조군 실험에서 아래표에 따른 교차비는?

구분	폐암	정상	합계
흡연	300	200	500
비흡연	100	400	500
합계	400	600	1,000

① 1.0

② 2.0

③ 4.0

④ 6.0

13 근로자 수가 1,000명, 사망자 1명을 포함한 재해 건수는 10건일 때의 건수율은 얼마인가?

① 0.01

② 0.1

③ 1

④ 10

14 어느 한 지역에 콜레라가 유행하고 있다. 이를 막기 위한 예방책은?

① 예방접종을 실시한다.

② 개별접촉을 통해 교육한다.

③ 집단접촉을 통해 교육한다.

④ 대중접촉을 통해 교육한다.

15 A, B 두 지역의 40세 이상 인구 1,000명당 사망률에서 간암사망률을 비교했을 때 A지역의 간암사망률은 10%이고, B지역의 간암사망률은 25%로 나타났다. 이 경우 B지역이 더 간암사망률이 높다고 판단하려면 다음 중 어떤 조건이 전제되어야 하는가?

① 간암유병률이 같아야 한다.

② 간암발병률이 같아야 한다.

③ 간암발생률이 같아야 한다.

④ 치료할 수 있는 조건이 같아야 한다.

---

11 특이성(특이도)이란 병이 없는 사람을 병이 없다고 판정할 수 있는 능력을 말한다. 특이성 90%는 어떤 질병에 이환되지 않은 사람이 90% 음성으로 나타났다는 의미로 볼 수 있다.

12
$$교차비 = \frac{환자군에서\ 특정요인에\ 폭로된\ 사람과\ 폭로되지\ 않은사람의\ 비}{비환자군에서\ 특정요인에\ 폭로된\ 사람과\ 폭로되지\ 않은\ 사람의\ 비} = \frac{\frac{300}{100}}{\frac{200}{400}} = 6$$

13 건수율은 노동자 수에 대한 재해 발생의 빈도를 나타내는 것으로, 재해 건수를 평균 실근로자 수로 나누어 1,000배 한 값이다.

따라서 건수율 $= \frac{10}{1,000} \times 1,000 = 10$ 이다.

14 콜레라는 마시는 물 또는 식품을 매개로 발생하고 집단 발생의 우려가 커서 발생 또는 유행 즉시 방역대책을 수립하여야 하는 제1군감염병에 속한다.

※ 2020년 7월에 시행된 「감염병의 예방 및 관리에 관한 법률」에 따라 콜레라는 전파가능성을 고려하여 발생 또는 유행시 24시간 이내에 신고하여야 하고, 격리가 필요한 "제2급감염병"에 해당한다.

15 사망률은 일정기간 내에 일정집단에서 발생한 사망자의 비율로, A, B 두 지역의 간암사망로 B지역이 간암사망률이 더 높다고 판단하기 위해서는 간암유병률이 같다는 조건이 전제되어야 한다.

※ **유병률** … 어떤 지역에서 어떤 시점에 특정 병을 앓고 있는 사람 수를 그 지역 인구수에 대하여 나타내는 비율로, 보통 인구 1,000명당의 비율로 나타낸다.

정답 및 해설 11.④ 12.④ 13.④ 14.① 15.①

16 다음 중 자연독에 의한 식중독이 잘못 짝지어진 것은?

① 버섯 – Venerupin
② 맥각 – Ergotamine
③ 복어 – Tetrodotoxin
④ 독미나리 – Cicutoxin

17 다음에서 설명하고 있는 식중독균은?

- 열을 발생하지 않는다.
- 호흡곤란, 근육운동마비 등 사망률이 높다.

① 웰치균　　　　　　　　　　② 살모넬라균
③ 포도상구균　　　　　　　　④ 보툴리누스

18 다음 중 우리나라 건강보험의 특징에 대한 것으로 옳지 않은 것은?

① 단기보험
② 강제가입
③ 능력부담
④ 공공부조

19 다음 중 지역보건의료계획의 내용으로 옳지 않은 것은?

① 지역보건의료와 사회복지사업 간의 연계성 확보
② 지역사회 보건문제에 관한 조사연구계획(건강증진)
③ 보건소 업무의 추진현황 및 추진계획
④ 지역보건의료에 관련된 통계의 수집

20 보건소에서 보건사업을 계획할 때 우선적으로 해야 하는 것은?

① 교육수준을 파악해야 한다.

② 지역별 연령구조를 파악해야 한다.

③ 지역의 경제적 수준을 파악해야 한다.

④ 보건교육과 학교분포성을 파악해야 한다.

---

16 베네루핀(Venerupin) … 모시조개나 굴의 내장선에 함유된 독으로 중독되면 복통, 구토, 피하출혈 등의 증상이 나타난다.

17 보툴리누스 식중독 … 독소형식중독의 하나로 Clostridium botulinum균이 증식하면서 생산한 단백질계의 독소물질을 섭취하여 일어나는 식중독이다. 보통 12~36시간 정도의 잠복기를 거치지만 2~4시간 이내에 신경증상이 나타나기도 한다. 주 증상은 메스꺼움, 구토, 복통, 설사 등 소화기 증상과 시력장애, 복통, 두통, 근력감퇴, 신경장애가 있고 발열은 없다. 심할 경우 호흡장애로 사망에 이를 수도 있다.

18 우리나라 건강보험은 질병이나 부상으로 인해 발생한 고액의 진료비로 가계에 과도한 부담이 되는 것을 방지하기 위하여 국민들이 평소에 보험료를 내고 보험자인 국민건강보험공단이 이를 관리·운영하다가 필요시 보험급여를 제공함으로써 국민 상호간 위험을 분담하고 필요한 의료서비스를 받을 수 있도록 하는 사회보장제도이다. ④ 공공부조는 사회보장제도 중 사회보험 다음으로 큰 비중을 차지하고 있는 비기여, 소득·자산조사 프로그램으로, 스스로 생활유지 능력이 없거나 생활이 어려운 사람들에게 국가가 「대한민국헌법」 제34조 제1항이 보장하는 인간다운 생활을 영위할 수 있도록 하는 제도이다.

19 지역보건의료계획의 수립 등〈지역보건법 제7조 제1항〉 … 특별시장·광역시장·도지사 또는 특별자치시장·특별자치도지사·시장·군수·구청장은 지역주민의 건강 증진을 위하여 다음의 사항이 포함된 지역보건의료계획을 4년마다 수립하여야 한다.
　㉠ 보건의료 수요의 측정
　㉡ 지역보건의료서비스에 관한 장기·단기 공급대책
　㉢ 인력·조직·재정 등 보건의료자원의 조달 및 관리
　㉣ 지역보건의료서비스의 제공을 위한 전달체계 구성 방안
　㉤ 지역보건의료에 관련된 통계의 수집 및 정리

20 지역의 연령구조는 보건소에서 보건사업을 계획할 때 그 방향을 정함에 있어 참고해야 할 중요 사안이다.

정답 및 해설　16.① 17.④ 18.④ 19.② 20.②

1 살모넬라 속의 Salmonella typhi가 원인균으로 Widal test로 양성판정을 할 수 있는 전염병은?

① 세균성 이질
② 폴리오
③ 파라티푸스
④ 장티푸스
⑤ 콜레라

2 다음 중 바이러스성 전염병에 해당하지 않는 것은?

① 유행성 간염
② 폴리오
③ 홍역
④ 유행성 이하선염
⑤ 성홍열

3 한 유치원에 100명의 원생이 있는데 홍역이 유행하여 20명의 원생이 감염되었다. 100명 중 30명은 예방접종을 맞았고 20명은 감염 후 면역이 생겼다면 이 집단의 발병률은? (단, 예방접종은 모두 유효하며, 불현성감염자는 없다)

① 20/100, 20%
② 50/100, 50%
③ 20/50, 40%
④ 30/100, 30%
⑤ 30/50, 60%

4 다음 중 모기에 의해 전염되는 질병이 아닌 것은?

① 말라리아   ② 뎅귀열

③ 황열   ④ 발진티푸스

⑤ 일본 뇌염

---

1 장티푸스 … 장티푸스는 살모넬라 타이피균(Salmonella typhi)에 감염되어 발생하며 발열과 복통 등의 증상이 신체 전반에 걸쳐 나타나는 질환이다. 복통, 구토, 설사 또는 변비 등 위장관계 증상이 나타나지만 위장관염의 한 종류라기보다는 발열 등의 다양한 증상을 동반하는 전신 질환에 가깝다. 장티푸스 발생 빈도가 높은 지역에 다녀온 이후에 발열 증상이 있을 경우, 비슷한 증상을 나타내는 다른 질환과 구별하여 감별 진단해야 한다. 제2군감염병에 속한다.

2 성홍열은 A군 사슬알균 중 외독소를 생성하는 균주에 의한 상기도 감염증 발생 시 인후통, 발열 및 전신에 퍼지는 닭살 모양의 발진을 보이는 급성 감염성 질환으로, 세균성 인후염이라고도 한다.

3 $\dfrac{20}{100-(30+20)} \times 100 = \dfrac{20}{50} \times 100 = 40\%$

4 발진티푸스 … 발진티푸스 리케치아(Rickettsia prowazekii)에 감염되어 발생하는 급성 열성 질환으로, 이(louse)가 많이 서식하는 비위생적인 환경에서 거주하는 사람들 사이에서 발생한다.

정답 및 해설 1.④ 2.⑤ 3.③ 4.④

5 감염형 식중독으로 오염된 생선 및 조개에 의해 감염되기 쉬우며 7 ~ 8월 사이에 집중적으로 발생하는 질병은?

① 보툴리누스
② 살모넬라
③ 포도상구균
④ 병원성 대장균
⑤ 장염 비브리오

6 비례사망지수가 다음과 같을 때 A지역에서 확장해야 하는 보건사업 대상으로 옳은 것은?

> • A지역 : 영아사망률 − 6/10,000, 비례사망지수 − 0.8
> • B지역 : 영아사망률 − 6/10,000, 비례사망지수 − 0.4

① 영아　　　　　　　　　　　② 유아
③ 모성　　　　　　　　　　　④ 노인
⑤ 모두

7 15 ~ 49세 인구가 전체 인구의 1/2 미만이며, 생산연령층이 빠져나가는 농촌에서 볼 수 있는 인구 구성형태는?

① 피라미드형
② 종형
③ 항아리형
④ 호로형
⑤ 별형

8 다음 중 학교환경위생에서 절대 정화구역의 범위로 옳은 것은?

① 학교 출입문으로부터 50m
② 학교 출입문으로부터 100m
③ 학교 출입문으로부터 200m
④ 학교 경계선으로부터 100m
⑤ 학교 경계선으로부터 200m

---

5 장염 비브리오
　㉠ **장염 비브리오균** : 바닷물에 존재하는 식중독균으로, 해수온도가 15℃ 이상이 되면 증식을 시작하며, 20~37℃의 온도에서 3~4시간만에 100만 배로 증가한다.
　㉡ **주요 원인식품** : 바다에서 채취한 어패류, 생선회 등
　㉢ **장염 비브리오 식중독 예방요령**
　　• 어패류는 수돗물로 잘 씻는다.
　　• 횟감용 칼, 도마는 꼭 구분하여 사용한다.
　　• 사용한 조리 기구는 깨끗이 씻은 후 가열하여 2차 오염을 방지한다.
　　• 여름철에는 최대한 날로 먹지 않는다.
　　• 어패류는 구입 후 신속히 냉장 보관한다.

6 비례사망지수 $= \dfrac{50세\ 이상\ 사망자\ 수}{연간\ 총\ 사망자\ 수} \times 1{,}000$ 으로, A지역은 B지역과 영아사망률이 동일한 반면, 비례사망지수가 2배가량 높으므로 50세 이상을 대상으로 한 보건사업을 확장할 필요가 있다.

7 인구피라미드 … 연령별 남녀인구를 인구나 비율로 나타낸 것으로 인구 구조를 전체적으로 쉽게 알 수 있다.

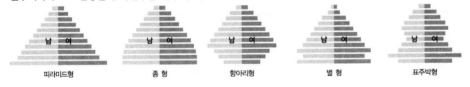

피라미드형　　종 형　　항아리형　　별 형　　표주박형

8 **학교환경위생 정화구역**〈학교보건법 시행령 제3조 제1항〉 … 시 · 도의 교육감이 학교환경위생 정화구역을 설정할 때에는 절대정화구역과 상대정화구역으로 구분하여 설정하되, 절대정화구역은 학교출입문으로부터 직선거리로 50미터까지인 지역으로 하고, 상대정화구역은 학교경계선 또는 학교설립예정지경계선으로부터 직선거리로 200미터까지인 지역 중 절대정화구역을 제외한 지역으로 한다.
※ 학교보건법 시행령 제3조는 2017. 2. 3. 삭제되었다.
　교육환경보호구역의 설정 등〈교육환경 보호에 관한 법률 제8조 제1항〉 … 교육감은 학교경계 또는 학교설립예정지 경계로부터 직선거리 200미터의 범위 안의 지역을 다음 각 호의 구분에 따라 교육환경보호구역으로 설정 · 고시하여야 한다.
　㉠ **절대보호구역** : 학교출입문으로부터 직선거리로 50미터까지인 지역(학교설립예정지의 경우 학교경계로부터 직선거리 50미터까지인 지역)
　㉡ **상대보호구역** : 학교경계등으로부터 직선거리로 200미터까지인 지역 중 절대보호구역을 제외한 지역

9 제1중간숙주는 다슬기, 제2중간숙주는 가재, 게인 기생충 질환은?

① 간디스토마   ② 폐디스토마

③ 유구조충   ④ 광절열두조충

⑤ 무구조충

10 다음 설명 중 옳은 것끼리 짝지어진 것은?

> ㉠ 생물학적 산소요구량(BOD)이 높으면 용존산소(DO)는 낮다.
> ㉡ 생물학적 산소요구량(BOD)이 높으면 수질오염이 심해진다.
> ㉢ 화학적 산소요구량(COD)을 측정할 경우 과망간산칼륨을 산화제로 사용한다.
> ㉣ 부유물질(SS)이 유기물질일 경우 용존산소(DO)의 소모와는 관계가 없다.

① ㉠㉡㉢   ② ㉠㉢

③ ㉡㉣   ④ ㉠

⑤ ㉠㉡㉢㉣

11 소화기계 전염병과 세균성 식중독의 공통점으로 옳은 것은?

① 세균의 양   ② 2차 감염률

③ 잠복기   ④ 경구침입

⑤ 면역

12 희귀질병조사에는 부적합하며, 시간과 비용이 많이 소비되나 편견이 비교적 적고 정확한 조사 방법으로 위험도의 산출이 가능하고 많은 대상자를 필요로 하는 역학조사방법은?

① 단면 연구   ② 환자 – 대조군 연구

③ 코호트 연구   ④ 임상조사

⑤ 후향성 코호트 연구

13 공기의 특성과 관련된 내용으로 옳은 것은?

① 일산화탄소는 산소와 헤모글로빈의 결합을 촉진시킨다.

② 이산화탄소는 실내 공기의 오염지표로 사용된다.

③ 일산화탄소는 산소와 결합을 촉진시킨다.

④ 석탄산계수는 석탄산의 희석배수와 시험하려는 소독약의 희석배율을 비교하는 방법을 말한다.

⑤ 이산화탄소는 산소와 헤모글로빈의 결합 시 사용된다.

---

9 중간숙주에 의한 기생충의 분류

㉠ 중간숙주가 없는 기생충 : 회충, 구충, 편충, 요충

㉡ 중간숙주가 1개인 기생충

- 무구조충 : 소
- 유구조충 : 돼지
- 선모충 : 돼지
- 만손열두조충 : 닭

㉢ 중가숙주가 2개인 기생충

- 간디스토마 : 제1중간숙주 - 쇠우렁이, 제2중간숙주 - 담수어(붕어, 잉어 등)
- 폐디스토마 : 제1중간숙주 - 다슬기, 제2중간숙주 - 가재, 게
- 요코가와흡충 : 제1중간숙주 - 다슬기, 제2중간숙주 - 담수어(은어 등)
- 광절열두조충 : 제1중간숙주 - 물벼룩, 제2중간숙주 - 담수어(연어, 송어 등)

10 ㉣ 부유물질은 입자 지름이 2mm 이하로 물에 용해되지 않는 물질을 일컫는 말로 오염된 물의 수질을 표시하는 지표이다. 부유물질이 유기물질일 경우 용존산소를 감소시킨다.

11 소화기계 전염병은 감염원으로서의 물, 음식물을 경구 섭취함으로써 생기는 전염성 질환이다. 세균성 식중독 역시 세균에 오염된 식품 또는 음료수를 섭취함으로써 발생한다.

12 코호트 연구(Cohort study)는 전향성 추적연구를 의미한다. 특정 요인에 노출된 집단과 노출되지 않은 집단을 추적하고 연구 대상 질병의 발생률을 비교하여 요인과 질병 발생 관계를 조사하는 연구 방법이다. 위험요인 노출에서부터 질병진행의 과정을 관찰할 수 있으며 위험도 산출이 가능하지만 노력과 비용이 많이 소요되고 희귀병엔 적용하기 어렵다.

13 ② 이산화탄소는 공기 오염의 전반적인 사태를 추측할 수 있어 실내 공기의 오염지표로 사용된다. 실내오염의 판정기준으로 위생한계는 0.1%이다.

정답 및 해설 9.② 10.① 11.④ 12.③ 13.②

14 다음 설명 중 옳지 않은 것은?

① 감염성 질환의 전파경로 가운데 신체접촉 또는 비밀과 같이 병원소와 새로운 숙주간의 매우 밀접한 상태에서 전파되는 것을 직접전파라 한다.

② 장티푸스 전파에서 파리와 같이 단순히 병원체를 감염원으로부터 새로운 숙주로 이동 또는 전달하는 역할만 하는 경우를 생물학적 전파라 한다.

③ 한 지역 내에서 유행하는 질병을 풍토병이라 한다.

④ 병원체가 숙주에 침입하여 감염이 일어난 뒤 일정기간 동안 인체 내 혹은 분비물에서 병원체가 발견되지 않는 기간을 잠재기라 한다.

⑤ 병원체에 감염되었을 때 질병을 발생시키거나 면역반응을 일으키는 것을 감염성이라 한다.

15 다음 중 중독과 직업병의 연결이 잘못 짝지어진 것은?

① 수은 – 미나마타병
② 카드뮴 – 이따이이따이병
③ 납 – 빈혈
④ 이황화탄소 – 비중격천공증
⑤ 벤젠 – 재생불량성 빈혈

16 의사마다 진료방법에 차이가 있고 적용방식이 달라 환자의 진단이 병원마다 달라진다면 그것은 무슨 편견에 의한 것인가?

① 생물학적 차이
② 정보 편견
③ 선택 편견
④ 연구자 편견
⑤ 혼란 편견

17 원슬로우가 정의한 지역사회의 공동노력에 해당하지 않는 것은?

① 전염병 관리
② 사회복지서비스
③ 환경위생
④ 질병의 치료
⑤ 개인위생에 대한 보건교육

---

14 생물학적 전파

구분	특징	예
증식형	곤충 체내에서 세균, 바이러스 등이 수직으로 증식 후 곤충이 피부 교자 시 감염되는 감염의 형태	• 황열, 뎅기열 – 모기 • 재귀열 – 이 • 페스트 – 벼룩
발육형	곤충 체내에서 수직 증식은 없지만 생활환의 일부를 경과하면서 발육하여 전파하는 형태	• 사상충증 – 모기 • 로아사상충증 – 등애
발육증식형	곤충 체내에서 생활환의 일부를 거치면서 수적증식을 하여 전파되는 형태	• 말라리아 – 모기 • 수면병 – 체체쩨파리
배설형	병원체가 곤충 체내에서 증식한 후 장관을 거쳐 배설물로 배출된 것이 피부의 상처부위나 호흡기계 등으로 전파	• 발진티푸스 – 이
경란형	곤충의 난자를 통해 다음 세대까지 전달되는 경우	• 쯔쯔가무시 – 진드기

15 ④ 비중격천공증은 크롬 또는 크롬화합물의 분진, 미스트를 장기간 출입하여 발생되는 직업병이다.

16 의사(연구자) 개개인이 가지고 있는 서로 다른 경험과 가치관에 따라 진료방법 및 적용방식이 달라져 환자의 진단이 달라지는 것은 연구자 편견에 의한 것이다.

17 원슬로우는 Public Heath에 대하여 조직적인 지역사회의 노력을 통하여 질병을 예방하고 수명을 연장시키며 신체적·정신적 효율을 증진시키는 기술과학이라고 정의하였다. 이때 지역사회의 공동노력에는 전염병 관리, 사회복지서비스, 환경위생 향상, 개인위생에 대한 보건교육 등이 포함된다.

정답 및 해설 14.② 15.④ 6.④ 17.④

18 국민건강증진법에 의거한 보건소에서 실시할 수 있는 건강증진사업으로만 바르게 짝지어진 것은?

㉠ 보건교육	㉡ 영양관리
㉢ 구강건강관리	㉣ 건강교실의 운영

① ㉠㉡㉢
② ㉡㉣
③ ㉠㉢
④ ㉠
⑤ ㉠㉡㉢㉣

19 다음 중 공적부조에 해당하는 것은?

① 보건의료서비스
② 실업연금
③ 의료보험
④ 산재보험
⑤ 의료보호

20 다음에서 설명하고 있는 보건의료의 사회경제적 특성으로 옳은 것은?

국민은 누구라도 생존을 위해 필요한 최소한의 보건의료서비스를 향유할 권리가 있고, 정부는 최소한의 보건의료서비스를 제공해 주어야 한다.

① 외부효과
② 소비자의 지식 부족
③ 수요발생의 예측불가능성
④ 공공재로서의 성격
⑤ 공급의 독점성과 비탄력성

18 건강증진사업 등〈국민건강증진법 제19조 제2항〉… 특별자치시장·특별자치도지사·시장·군수·구청장은 지역
주민의 건강증진을 위하여 보건복지부령이 정하는 바에 의하여 보건소장으로 하여금 다음의 사업을 하게 할 수
있다.
　⊙ 보건교육 및 건강상담
　ⓛ 영양관리
　ⓒ 구강건강의 관리
　ⓔ 질병의 조기발견을 위한 검진 및 처방
　ⓜ 지역사회의 보건문제에 관한 조사·연구
　ⓗ 기타 건강교실의 운영 등 건강증진사업에 관한 사항
　ⓢ 신체활동장려→19년 개정, 21년 12월 시행

19 ① 사회복지서비스
　②③④ 사회보험

20 보건의료의 사회경제적 특성
　⊙ 질병의 예측불가능성
　ⓛ 외부효과
　ⓒ 생활필수품으로서의 보건의료
　ⓔ 공공재적 성격
　ⓜ 정보의 비대칭성
　ⓗ 비영리적 동기
　ⓢ 경쟁제한
　ⓞ 소비적 요소와 투자적 요소의 혼재
　ⓩ 치료의 불확실성
　ⓧ 공동생산물로서의 보건의료와 교육

정답 및 해설 18.⑤ 19.⑤ 20.④

1 다음 중 보건학적 측면에서 노인 문제의 특징이 아닌 것은?

① 노인인구가 급격히 증가하고 있다.
② 노인인구는 다른 연령층에 비해 의료비 부담능력이 높다.
③ 노인문제의 해결을 위한 사회적 비용이 증가하고 있다.
④ 노인인구는 다른 연령층에 비해 질병의 유병률이 높다.
⑤ 노인인구는 다른 연령층에 비해 입원율 및 입원일수가 높다.

2 다음 중 제2군 전염병에 대한 설명으로 옳은 것은?

① 발생 즉시 격리하여야 하는 전염병이다.
② 보건복지부장관이 지정하는 전염병이다.
③ 예방접종을 통하여 예방이 가능한 전염병이다.
④ 모니터링 및 예방홍보가 중점이 되는 전염병이다.
⑤ 요양대상이 되는 전염병이다.

3 다음 중 대기오염물질에 속하지 않는 것은?

① 아황산가스
② 탄화수소
③ 먼지
④ 일산화질소
⑤ 질소

4 다음 중 새집증후군에 대한 설명으로 옳지 않은 것은?

① 건물을 신축한 직후에 유해물질 배출 정도가 가장 크다.

② 새집증후군 유해물질 중 중금속은 만성피로, 두통, 기억력 감퇴, 빈혈, 알레르기 등을 유발한다.

③ 시간이 경과함에 따라 유해물질의 배출량이 감소하지만 수년이 경과해도 유해물질이 완전히 없어지지 않는 경우도 있다.

④ 새 건물과 새 가구에서 나는 자극적인 냄새는 포름알데히드가 원인이다.

⑤ 최근 새집증후군과 같이 새가구증후군이란 말을 사용한다.

5 다음 중 지역이나 나라 간의 건강수준을 비교할 수 있는 평가지표로 옳지 않은 것은?

① 평균수명　　　　　　　　　　② 조출생률

③ 모성사망률　　　　　　　　　④ 비례사망지수

⑤ 조사망률

1　② 노인인구는 다른 연령층에 비해 의료비 부담능력이 낮다.

2　제2군감염병이란 예방접종을 통하여 예방 및 관리가 가능하여 국가예방접종사업의 대상이 되는 감염병으로, 디프테리아, 백일해, 파상풍, 홍역, 유행성이하선염, 풍진, 폴리오, B형간염, 일본뇌염, 수두, b형헤모필루스인플루엔자, 폐렴구균이 해당한다.
　　※ 2020년 7월에 시행된 감염병의 예방 및 관리에 관한 법률에 따라 제2급 감염병이란 전파가능성을 고려하여 발생 또는 유행 시 24시간 이내에 신고하여야 하고 격리가 필요한 감염병으로 결핵, 수두, 홍역, 콜레라, 장티푸스, 세균성이질 등이 있다.

3　대기오염물질은 대기의 물질 중에서 인공적 혹은 천연적으로 발생한 것으로 생물 등에 악영향을 미치는 미량물질을 말한다. 아황산가스, 일산화탄소, 일산화질소 같은 가스 상태의 오염물질과 미량중금속, 유기물질 같은 분진으로 구분할 수 있다.

4　② 새집증후군으로 인해 유발되는 증상으로는 두통, 피로, 호흡 곤란, 천식, 비염, 피부염 등이 있다.

5　② 조출생률은 특정인구집단의 출산수준을 나타내는 기본적인 지표로서 1년간의 총 출생아수를 당해 연도의 연앙인구로 나눈 수치를 1,000분비로 나타낸 것이다.

정답 및 해설 1.② 　2.③ 　3.⑤ 　4.② 　5.②

6 다음 중 인구의 변동을 측정할 때 사용하는 지표가 바르게 짝지어진 것은?

> ㉠ 인구유입   ㉡ 인구유출
> ㉢ 출생   ㉣ 사망
> ㉤ 결혼, 이혼

① ㉠㉡
② ㉠㉢㉤
③ ㉠㉡㉢㉣㉤
④ ㉡㉣
⑤ ㉢㉣㉤

7 전염병의 전파에 대한 설명으로 옳은 것은?

① 잠복기는 감염된 시점부터 증상이 가장 심하게 나타나는 시점까지의 기간을 말한다.
② 세대기는 감염된 시점부터 병원체 배출이 가장 많이 일어나는 시점까지의 기간을 말한다.
③ 홍역은 증상이 나타난 후에 병원체가 배출되기 시작한다.
④ 장티푸스는 증상이 나타나기 전에 병원체가 배출되기 시작한다.
⑤ 임상증상이 종료되면 병원체 배출도 종료된다.

8 영아사망률이 출생 1,000명당 18명이고, 이 중 80%가 출생 1주 이내에 사망했다면 이 지역의 영아사망률을 감소시키기 위해 행해야 하는 서비스로 가장 중요한 것은?

① 임산부에 대한 산전관리 서비스를 실시한다.
② 영아에 대한 예방접종 서비스를 실시한다.
③ 영아에 대한 영양개선 서비스를 실시한다.
④ 환경위생개선 서비스를 실시한다.
⑤ 분만을 안전하게 할 수 있는 서비스를 실시한다.

9 다음 중 대기오염에 영향을 미치는 기상조건으로 옳지 않은 것은?

① 양산효과는 대기 중의 각종 먼지, 화산재, 우주진 등이 태양에너지를 반사시켜 입사에너지 양을 감소시키는 현상이다.

② 기온역전은 상공의 기온이 하층보다 높게 되는 현상이다.

③ 분자의 운동과 공기의 소용돌이에 의해 대기 중의 오염물이 확산된다.

④ 기온역전에는 접지 역전, 침강성 역전, 전선성 역전 등이 있다.

⑤ 열섬현상 시 대기오염물질에 의해 공기의 수평이동이 감소되어 오염은 더 심화된다.

---

6 제시된 보기는 모두 인구의 변동을 측정할 때 지표로 사용할 수 있다.

7 ① 잠복기는 병원미생물이 사람 또는 동물의 체내에 침입하여 발병할 때까지의 기간을 말한다.
③ 홍역에 걸린 사람은 증상이 발생하기 1~2일 전부터 발진이 나타나고 바이러스를 전파할 수 있다.
④ 장티푸스는 질병에 노출되어 있는 기간 내 대소변을 통해 균을 배출한다. 적절한 치료가 취해지지 않을 시 길게는 발병 후 3개월까지도 균을 배출하여 전염력을 가진다.
⑤ 임상증상이 종료된 후에도 병원체 배출이 계속되기도 한다.

8 신생아 전기 사망(초생아 사망)의 원인으로는 유전적 요인, 모체 이상, 불충분한 산전관리 등이 있다.
※ 신생아 사망률
ⓐ 초생아 사망률 = $\frac{7일\ 미만의\ 사망수}{연도의\ 출생수} \times 1,000$

ⓑ 후기 신생아 사망률 = $\frac{7일 \sim 28일\ 미만의\ 사망수}{연도의\ 출생수} \times 1,000$

9 ⑤ 열섬현상 시 공기의 수직이동이 감소되어 오염이 더 심화된다.

정답 및 해설 6.③ 7.② 8.① 9.⑤

10 서울특별시 ○○구에 소재하고 있는 한 대학교 부속병원 응급실 의사 이씨는 임상적 특징, 역학적 연관성을 감안하여 세균성 이질이 의심되는 사체를 검안하였을 때 의사 이씨가 전염병예방법상 규정된 전염병 발생신고서를 작성하여 제출해야 하는 기관은 어디인가?

① 보건복지부　　　　　　　　　② 서울특별시
③ ○○구청　　　　　　　　　　④ 관할 보건소
⑤ 관할 경찰서

11 다음 중 공중보건 정의 시 포함되어야 할 주요 내용으로 옳지 않은 것은?

① 지역사회의 노력　　　　　　　② 질병의 예방
③ 질병의 치료　　　　　　　　　④ 신체의 효율증진
⑤ 수명의 연장

12 다음과 같은 연구방법으로 옳은 것은?

> 규칙적으로 운동을 하는 집단과 규칙적으로 운동하지 않은 집단을 30년간 추적하여 심혈관질환 발생여부를 조사하고 규칙적 운동이 심혈관질환의 발생에 미치는 영향을 조사하였다.

① 단면적 연구　　　　　　　　　② 환자 – 대조군 연구
③ 이론적 연구　　　　　　　　　④ 실험적 연구
⑤ 코호트 연구

13 다음 중 하인리히의 사고예방의 원리 5단계를 바르게 나열한 것은?

① 조직 – 평가분석 – 사실의 발견 – 시정책의 선정 – 시정책의 적용

② 조직 – 사실의 발견 – 평가분석 – 시정책의 선정 – 시정책의 적용

③ 사실의 발견 – 평가분석 – 시정책의 선정 – 조직 – 시정책의 적용

④ 사실의 발견 – 시정책의 선정 – 조직 – 시정책의 적용 – 평가분석

⑤ 사실의 발견 – 평가분석 – 시정책의 선정 – 조직 – 시정책의 적용

---

10 시험이 시행된 2007년 당시의 「전염병예방법」에 따르면 '의사 또는 한의사가 전염병환자 등 또는 예방접종 후 이상반응자를 진단하였거나 의사가 그 시체를 검안하였을 때에는 전염병환자 등·예방접종 후 이상반응자 또는 그 동거인에게 보건복지부장관이 고시하는 소독방법과 전염방지의 방법을 지시하고, 제1군·제2군·제4군전염병 및 제3군의 탄저와 예방접종 후 이상반응의 경우에는 즉시로, 탄저를 제외한 제3군 및 지정전염병의 경우에는 7일 이내에 전염병환자 등·예방접종 후 이상반응자 또는 그 시체의 소재지를 관할하는 보건소장에게 그 성명, 연령, 성별, 기타사항을 신고하여야 한다'고 정의하고 있다.

※ **감염병의 예방 및 관리에 관한 법률 제11조**(의사 등의 신고) 제1항 … 의사, 치과의사 또는 한의사는 다음의 어느 하나에 해당하는 사실이 있으면 소속 의료기관의 장에게 보고하여야 하고, 해당 환자와 그 동거인에게 보건복지부장관이 정하는 감염 방지 방법 등을 지도하여야 한다. 다만, 의료기관에 소속되지 아니한 의사, 치과의사 또는 한의사는 그 사실을 관할 보건소장에게 신고하여야 한다.

㉠ 감염병환자등을 진단하거나 그 사체를 검안(檢案)한 경우

㉡ 예방접종 후 이상반응자를 진단하거나 그 사체를 검안한 경우

㉢ 감염병환자등이 제1급감염병부터 제3급감염병까지에 해당하는 감염병으로 사망한 경우

㉣ 감염병환자로 의심되는 사람이 감염병병원체 검사를 거부하는 경우

11 윈슬로우는 Public Heath에 대하여 조직적인 지역사회의 노력을 통하여 질병을 예방하고 수명을 연장시키며 신체적·정신적 효율을 증진시키는 기술과학이라고 정의하였다.

③ 공중보건은 예방의학으로 정의하며, 치료의학으로 보지 않는다.

12 코호트 연구(Cohort study)는 전향성 추적연구를 의미한다. 특정 요인에 노출된 집단과 노출되지 않은 집단을 추적하고 연구 대상 질병의 발생률을 비교하여 요인과 질병 발생 관계를 조사하는 연구 방법이다. 위험요인 노출에서부터 질병진행의 과정을 관찰할 수 있으며 위험도 산출이 가능하지만 노력과 비용이 많이 소요되고 희귀병엔 적용하기 어렵다.

13 하인리히의 사고예방의 원리

㉠ 제1단계 : 안전관리조직

㉡ 제2단계 : 사실의 발견

㉢ 제3단계 : 평가 및 분석

㉣ 제4단계 : 시정책의 선정

㉤ 제5단계 : 시정책의 적용(3E 적용단계)

정답 및 해설 10.④ 11.③ 12.⑤ 13.②

14 다음 산업재해의 지표 중에서 도수율을 구하는 것은?

① $\dfrac{근로손실일수}{연근로시간수} \times 1,000$

② $\dfrac{근로손실일수}{연근로시간수} \times 1,000,000$

③ $\dfrac{재해건수}{평균실근로자수} \times 1,000$

④ $\dfrac{재해건수}{연근로시간수} \times 10,000$

⑤ $\dfrac{재해건수}{연근로시간수} \times 1,000,000$

15 다음 중 18학급 이상의 초등학교에 배치되어야 하는 학교보건인력의 수는?

① 보건교사 1인

② 보건교사 1인, 학교의사 1인

③ 보건교사 1인, 학교약사 1인

④ 보건교사 1인, 학교의사 또는 학교약사 1인

⑤ 보건교사 1인, 학교의사 1인, 학교약사 1인

16 다음 중 사회보장 내용의 연결이 옳지 않은 것은?

① 사회보험 – 건강보험

② 사회보험 – 의료보호

③ 사회보험 – 연금보험

④ 공공부조 – 기초생활보장

⑤ 공공서비스 – 장애인복지

17 다음 중 보건교육 전문가에 대한 설명으로 옳지 않은 것은?

① 보건교육의 목적에 맞는 보건교육 활동을 계획한다.

② 보건교육 전문가는 좋은 대인관계를 성립해야 한다.

③ 계획한 보건교육 활동에 대해 수행·조정·평가를 실시한다.

④ 보건교육 전문가는 교육 대상자에 대해 가진 처음 생각을 유지하여야 한다.

⑤ 교육적 계획수행과정의 적절한 운영을 위해 여러 분야의 자원을 잘 조성해야 한다.

---

14 도수율은 산업재해 지표의 하나로 노동 시간에 대한 재해의 발생 빈도를 나타내는 것이다.

$$\frac{재해건수}{연근로시간수} \times 1,000,000 \quad \text{또는} \quad \frac{재해건수}{연근로일수} \times 1,000 \text{로 구한다.}$$

15 학교보건법 시행령 제23조(학교의사, 학교약사 및 보건교사) 제1항 … 법에 따라 학교에 다음과 같이 학교의사(치과의사 및 한의사를 포함), 학교약사와 보건교사를 둔다.

ㄱ 18학급 이상의 초등학교에는 학교의사 1명, 학교약사 1명 및 보건교사 1명을 두고, 18학급 미만의 초등학교에는 학교의사 또는 학교약사 중 1명을 두고, 보건교사 1명을 둘 수 있다.

ㄴ 9학급 이상인 중학교와 고등학교에는 학교의사 1명, 학교약사 1명 및 보건교사 1명을 두고, 9학급 미만인 중학교와 고등학교에는 학교의사 또는 학교약사 중 1명과 보건교사 1명을 둔다.

ㄷ 대학(3개 이상의 단과대학을 두는 대학에서는 단과대학), 사범대학, 교육대학, 전문대학에는 학교의사 1명 및 학교약사 1명을 둔다.

ㄹ 고등기술학교, 공민학교, 고등공민학교, 특수학교, 유치원 및 각종학교에는 ㄱ부터 ㄷ까지에 규정된 해당 학교에 준하여 학교의사, 학교약사 및 보건교사를 둔다.

16 ② 의료보호는 공공부조에 해당한다.

17 ④ 보건교육 전문가는 교육 대상자에 대해 가진 처음 생각을 유지하기보다는 대상자의 변화에 따라 유연하게 대처해야 한다.

정답 및 해설 14.⑤ 15.⑤ 16.② 17.④

18 다음 중 보건교육의 평가대상에 대한 설명으로 옳지 않은 것은?

① 과정평가 – 보건교육 프로그램

② 결과평가 – 대상자의 건강수준

③ 형성평가 – 사업대상자

④ 영양평가 – 대상자의 행동변화

⑤ 진단평가 – 사업대상자

19 다음 중 물의 자정작용에 속하지 않는 것은?

① 침전작용

② 산화작용

③ 여과작용

④ 자외선에 의한 살균작용

⑤ 생물에 의한 식균작용

20 다음 중 병원체와 숙주가 균형상태로 되어 숙주에 병원체가 지속적으로 존재하지만 특별한 증상이나 징후를 나타내지 않는 상태를 말하는 것은?

① 잠복기 감염

② 불현성 감염

③ 잠재 감염

④ 회복기 감염

⑤ 콜로니형성 감염

18 ③ 형성평가는 교육과정이나 프로그램 개발과정에서 프로그램의 구성 또는 전개방법을 수정, 보완하는 데 필요한 정보를 수집하기 위해 실시하는 평가이다.

19 물의 자정작용
    ㉠ 물리학적 작용 : 희석, 확산, 침전
    ㉡ 화학적 작용 : 산화, 중화, 자외선에 의한 살균
    ㉢ 생물학적 작용 : 생물에 의한 식균작용

20 불현성 감염 … 현성 감염에 반대되는 개념으로, 감염이 되었더라도 아무런 임상증상이 나타나지 않고 항체가(價)의 상승 등으로 감염을 받은 사실이 과거에 소급하여 추정되는 경우를 불현성 감염이라 한다. 무증상 감염이라고도 한다.

정답 및 해설 18.③ 19.③ 20.②

1 건강증진사업의 필요성과 거리가 먼 것은?

① 건강생활 실천에 따른 의료비 절감 효과

② 만성질환 증가에 따른 삶의 질 저하

③ 국민의 건강에 대한 욕구 증가

④ 국민의 고급치료에 대한 요구 증가

2 공기의 자정작용으로 옳지 않은 것은?

① 여과작용

② 오존에 의한 산화작용

③ 자외선에 의한 살균작용

④ 자체 희석작용

3 기생충과 매개되는 식품을 바르게 연결한 것은?

① 폐흡충 – 송어

② 간흡충 – 가재

③ 무구조충 – 돼지고기

④ 아니사키스 – 오징어

4 물을 여과하여 공급함으로써 장티푸스와 같은 수인성 전염병이 감소하는 현상은?

① 페텐코퍼(Pettenkofer) 현상

② 밀즈－라인케(Mills–Reincke) 현상

③ 스노우(Snow) 현상

④ 코흐(Koch) 현상

5 작업자가 고온 순화된 후 나타나는 생리적 현상은?

① 심박동수 증가

② 땀 분비량 감소

③ 땀 염분농도 감소

④ 직장온도 증가

---

1 국민건강증진사업은 보건교육, 질병예방, 영양개선 및 건강생활의 실천 등을 통하여 국민의 건강을 증진시키는 사업이다.

④ 국민의 고급치료에 대한 요구 증가는 건강증진사업의 필요성과 거리가 멀다.

2 공기의 자정작용

㉠ 희석작용

㉡ 강우에 의한 용해성, 가스의 용해 흡수, 부유성 미립물의 세척

㉢ 산소, 오존 등에 의한 산화작용

㉣ 자외선에 의한 살균정화작용

㉤ 식물의 이산화탄소 흡수, 산소 배출에 의한 정화작용

3 ① 폐디스토마 : 제1중간숙주 – 다슬기, 제2중간숙주 – 가재, 게

② 간디스토마 : 제1중간숙주 – 쇠우렁이, 제2중간숙주 – 담수어(붕어, 잉어 등)

③ 무구조충 : 소

4 밀즈-라인케 현상은 물을 여과 급수하였을 때 수인성 질환이 감소하는 현상이다.

5 고온 순화(acclimatization) ⋯ 40℃ 이상의 고온 환경에 갑자기 노출되면 땀의 분비 속도는 느리나 피부 온도, 직장 온도 및 심장 박동 수는 증가한다. 그러나 이러한 환경에 계속적으로 노출되면 심장 박동 수, 직장 온도 및 피부 온도는 다시 정상으로 돌아오고 반면에 땀의 분비 속도만 증가한다. 이러한 적응 현상을 순응 또는 순화라고 한다.

③ 고온 순화가 되면 알도스테론(aldosterone)이라는 호르몬의 분비 증가에 의하여 땀 속의 염분 농도가 감소하게 된다.

정답 및 해설 1.④ 2.① 3.④ 4.② 5.③

6 복어를 먹고 난 후 입술 및 혀끝의 지각마비, 발성불능, 운동장애를 일으키는 독소는?

① Solanine

② Ergotoxin

③ Amygdaline

④ Tetrodotoxin

7 의료의 질 관리 방법 중 과정 측면의 질 관리 접근법은?

① 의료감사

② 면허자격제도

③ 의료기관 신임제도

④ 고객만족도조사

8 감염성 질병 가운데 호흡기 전염병과 소화기 전염병의 특성에 대한 설명으로 옳지 않은 것은?

① 소화기 전염병은 대부분 간접 전파의 양식을 나타내며 원인 매개체를 지적할 수 있는 경우가 많다.

② 호흡기 전염병은 계절적으로 많은 변화 양상을 나타내며 소화기 전염병에 비하여 그 관리가 어려운 경우가 많다.

③ 소화기 전염병은 지역사회의 사회·경제적 여건 및 환경위생 상태와 밀접하여 그 발생과 유행규모는 지역사회 보건수준의 지표가 된다.

④ 호흡기 전염병은 질병의 증상발현 이후에 전염성이 강하고, 만성보균자의 존재가 문제시되는 경우가 많다.

9 소아마비 예방접종 후 생기는 면역은?

① 자연능동면역

② 인공능동면역

③ 자연피동면역

④ 인공피동면역

---

6 Tetrodotoxin … 복어에 있는 신경독으로 주로 난소와 간장에 많이 존재한다.
  ① 감자의 순에 들어 있는 독소이다.
  ② 맥각 알칼로이드로 식중독을 일으킨다.
  ③ 미숙한 매실이나 살구씨에 함유된 독소이다.

7 ②③ 구조적 측면의 질 관리 접근법
  ④ 결과적 측면의 질 관리 접근법

8 호흡기 전염병의 일반적 특징
  ㉠ 대체로 초기에 다량의 분비물을 배출한다.
  ㉡ 주로 보균자에게서 감수성자에게 직접 전파된다.
  ㉢ 연령, 성, 사회경제적 상태에 따라 발생에 큰 차이가 나타난다.
  ㉣ 계절의 영향을 받는다.
  ㉤ 대부분의 인구집단에서 이병손실일수의 가장 큰 비율을 차지한다.

9 면역의 종류
  ㉠ **선천적 면역** : 선천적으로 체내에 그 병에 대한 저항성을 가지고 있는 상태
  ㉡ **인공능동면역** : 예방접종을 통해 항체를 형성하는 것(백신, 톡소이드)
  ㉢ **인공수동(피동)면역** : 이물질에 노출 없이 감마글로블린 주사로 항체를 공급받는 것
  ㉣ **자연능동면역** : 질병을 앓고 난 후 면역을 획득하는 것
  ㉤ **자연수동(피동)면역** : 태아가 태반을 통해 모체로부터 항체를 획득하는 것

10 코호트 연구(cohort study)의 장점은?

① 단시간에 결과를 얻을 수 있다.

② 대상자의 수가 적어도 가능하다.

③ 경비와 노력이 절감된다.

④ 의심 요인에 개입되는 편견이 적다.

11 공중보건사업의 최소단위는?

① 지역사회의 모든 주민

② 의료보호 대상 노인

③ 만성질환을 가지고 있는 성인

④ 공공의료시설이 부족한 지역의 영유아

12 레이노드씨 병(Raynaud's disease)이 자주 발생하는 작업장은?

① 고온공구 사용 작업장

② 진동공구 사용 작업장

③ 자외선기기 사용 작업장

④ 소음기기 사용 작업장

13 「국민건강증진법」에 의한 건강증진사업 내용이 아닌 것은?

① 금연

② 절주

③ 장애인복지

④ 구강건강사업

10 코호트 연구의 장단점

  ⊙ 장점
- 위험 요인 노출에서부터 질병 진행의 전 과정을 관찰할 수 있다.
- 원인-결과 해석에 있어 시간적 선후관계가 비교적 분명하다.
- 속성 또는 의심 요인에 개입되는 편견이 적다.
- 부수적인 다른 질환과의 관계를 알 수 있다.

  ⊙ 단점
- 시간과 비용이 많이 든다.
- 많은 대상자를 필요로 하며, 중도 탈락의 가능성이 크다.
- 희귀질환에 적용하기 어렵다.

11 공중보건은 지역사회의 모든 주민을 대상으로 한다.

12 레이노드증후군 … 손가락 끝 부분의 조직이 혈액 내 산소부족으로 손상돼 색조변화, 통증, 조직괴사 등을 가져오는 질환이다. 이 질환은 손을 자주 사용하는 사람들에게서 나타날 수 있고, 외상의 과거력이 있거나 루푸스 등의 질환을 가지고 있는 사람들에게서 많이 나타난다.

13 건강증진사업 등〈국민건강증진법 제19조 제2항〉 … 특별자치시장·특별자치도지사·시장·군수·구청장은 지역주민의 건강증진을 위하여 보건복지부령이 정하는 바에 의하여 보건소장으로 하여금 다음의 사업을 하게 할 수 있다.

  ⊙ 보건교육 및 건강상담
  ⓒ 영양관리
  ⓒ 구강건강의 관리
  ② 질병의 조기발견을 위한 검진 및 처방
  ⑩ 지역사회의 보건문제에 관한 조사·연구
  ⓑ 기타 건강교실의 운영 등 건강증진사업에 관한 사항
  ⓐ 신체활동장려 → 19년 개정, 21년 12월 시행

정답 및 해설 10.④ 11.① 12.② 13.③

14 「정신보건법」에 의한 지역사회정신보건사업 내용이 아닌 것은?

① 정신질환자의 격리

② 정신질환자의 상담

③ 정신질환자의 발견

④ 정신질환자의 사회복귀훈련

15 「국민건강증진법」에 의한 국민영양조사는 몇 년마다 실시하는가?

① 1년

② 2년

③ 3년

④ 4년

16 인류가 당면한 환경오염문제와 그 결과의 연결이 잘못된 것은?

① 적외선 증가 – 구루병 발생

② 삼림 파괴 – 사막화

③ 산성비 – 식물성장의 억제

④ 프레온(CFC) 가스 – 대기의 오존층 파괴

17 질소성분이 함유되지 않은 유기화합물로서 당질이나 지방질의 식품이 미생물에 의해 분해되어 변질되는 것은?

① 발효(fermentation)

② 변패(deterioration)

③ 자기소화(self digestion)

④ 숙성(aging)

18 세균성이질에 대한 설명으로 옳지 않은 것은?

① 제1군 법정전염병이다.

② 환자는 격리치료를 받아야 한다.

③ 의사는 진단 즉시 관할 보건소장에게 신고하여야 한다.

④ 한의사는 환자를 신고할 의무가 없다.

---

14 국가 및 지방자치단체는 보건소를 통하여 정신보건시설 간 연계체계 구축, 정신질환의 예방, 정신질환자의 발견ㆍ상담ㆍ진료ㆍ사회복귀훈련 및 이에 관한 사례관리 등 지역사회정신보건사업을 기획ㆍ조정 및 수행할 수 있다.〈정신보건법 제13조(지역사회정신보건사업 등) 제1항〉
※ 「정신보건법」은 2016. 5. 29. 전부개정되어 2017. 5. 30.부터 「정신건강증진 및 정신질환자 복지서비스 지원에 관한 법률」로 시행되었다. 「정신보건법」상의 '지역사회정신보건사업'은 '정신건강증진사업'으로 변경되었다. 정신건강증진사업이란 정신건강 관련 교육ㆍ상담, 정신질환의 예방ㆍ치료, 정신질환자의 재활, 정신건강에 영향을 미치는 사회복지ㆍ교육ㆍ주거ㆍ근로 환경의 개선 등을 통하여 국민의 정신건강을 증진시키는 사업을 말한다〈정신건강증진 및 정신질환자 복지서비스 지원에 관한 법률 제3조(정의) 제2호〉.

15 2009년 시험 시행 당시 법에 따르면 영양조사는 보건복지부장관이 3년마다 구역과 기준을 정하여 선정한 가구 및 그 가구원에 대하여 이를 행한다〈국민건강증진법 시행령 제20조(조사대상) 제1항〉고 하여 정답이 ③이었으나, 2020. 9. 11. 개정된 법에 따르면 질병관리청장은 보건복지부장관과 협의하여 매년 구역과 기준을 정하여 선정한 가구 및 그 가구원에 대하여 영양조사를 실시한다고 규정하고 있다. (「국민건강증진법 시행령」 제19조, 제20조 참조)

16 구루병 발생은 피부암, 피부색소 침착 등과 함께 자외선으로 인해 발생하는 장애이다. 적외선 증가에 따른 피해로는 열백내장증, 열사병이 있다.

17 주로 단백질로 되어 있는 식품은 여러 경로를 거쳐 혼입된 혐기성 미생물의 작용에 의하여, 질소를 함유하는 단백질이 간단한 저급물질로 분해되어 나쁜 냄새가 나는 현상을 부패라 한다. 이에 반해 질소를 함유하고 있지 않은 유기화합물을 주체로 하는 탄수화물이 공기나, 물과 같은 화학적 요소에 의하여 변질될 뿐만 아니라 세균의 호흡과 발효에 의하여 분해된다. 이를 변패라고 한다.

18 ④ 감염병의 예방 및 관리에 관한 법률에 따르면 한의사 역시 신고의 의무가 있다.

정답 및 해설 14.① 15.③ 16.① 17.② 18.④

19 전염병 예방접종서비스를 제공함으로써, 해당 서비스를 받은 주민들뿐만 아니라 서비스를 받지 않은 주민들도 이익이 된다. 이는 보건의료서비스의 사회경제적 특징 중 무엇을 설명하는가?

① 소비자의 지식부족

② 외부효과

③ 공급의 독점성

④ 수요의 불확실성

20 소음성 난청에서 청력손실이 심해지는 C^5-dip현상이 일어나는 주파수는?

① 2 KHz

② 3 KHz

③ 4 KHz

④ 5 KHz

19 보건의료의 사회경제적 특성
  ㉠ 질병의 예측불가능성
  ㉡ 외부효과
  ㉢ 생활필수품으로서의 보건의료
  ㉣ 공공재적 성격
  ㉤ 정보의 비대칭성
  ㉥ 비영리적 동기
  ㉦ 경쟁제한
  ㉧ 소비적 요소와 투자적 요소의 혼재
  ㉨ 치료의 불확실성
  ㉩ 공동생산물로서의 보건의료와 교육

20 직업상 오랫동안 소음 환경하에 있는 사람에게 나타나는 난청이다. 난청은 서서히 진행(만성진행성 소음성 난청)하나, 때로는 돌연 청력이 저하하는 것도 있다(돌발성 소음성 난청). 양측성의 감음난청으로 초기에는 4,000Hz의 청력이 저하하고(C^5dip), 그 후 고음역, 중음역이 침범되고, 고음점경형으로 된다.

1 병원급 의료기관을 개설하고자 할 때 행정절차로 옳은 것은?

① 시·도지사에게 신고하여야 한다.

② 시·도지사에게 허가를 받아야 한다.

③ 시·군·구청장에게 신고하여야 한다.

④ 시·군·구청장에게 허가를 받아야 한다.

2 두 집단의 사망률이나 발생률을 비교할 때 표준화하는 이유를 모두 고른 것은?

> ㉠ 두 집단의 성별, 연령별 등 인구구조가 다르기 때문에 발생하는 조율의 편견을 보정하기
> 위해서이다.
> ㉡ 두 집단의 변수 계급별 사망률이나 발생률 등이 다를 때 편견을 보정하기 위해서이다.
> ㉢ 두 집단의 변수 계급별 인구구성비가 다를 때 편견을 보정하기 위해서이다.
> ㉣ 두 집단에서 발생한 질병에 대한 진단기준이 다른 것을 보정하기 위해서이다.

① ㉠㉡㉢   ② ㉠㉢

③ ㉡㉣   ④ ㉣

3 의료인의 면허취소 사항이 될 수 없는 것은?

① 향정신성 의약품에 중독되었을 경우

② 금치산자·한정치산자가 되었을 경우

③ 진단서 또는 검안서를 허위로 작성한 경우

④ 면허증을 대여한 경우

4 보건교육방법 중 참여자 수가 많을 때, 전체를 몇 개의 분단으로 나누어 토의하고, 다시 전체 회의에서 종합하는 집단접촉교육방법은?

① 심포지엄(symposium)

② 패널토의(panel discussion)

③ 버즈세션(buzz session)

④ 세미나(seminar)

---

1 개설 등<의료법 제 33조 제4항>…종합병원·병원·치과병원·한방병원 또는 요양병원을 개설하려면 보건복지부령으로 정하는 바에 따라 시·도지사의 허가를 받아야한다. 이 경우 시·도지사는 개설하려는 의료기관이 다음에 해당하는 경우는 개설허가를 할 수 없다.
　㉠ 제36조에 따른 시설기준이 맞지 아니하는 경우
　㉡ 제60조 제1항에 따른 기본시책과 같은 조 제2항에 따른 수급 및 관리계획에 적합하지 아니한 경우

2 ㉣ 질병발생률이 아니라 사망률과 출생률이라는 통계적 자료이므로 진단기준과는 관계없다.

3 면허 취소<의료법 제65조 제1항> … 보건복지부장관은 의료인이 다음의 어느 하나에 해당할 경우에는 그 면허를 취소할 수 있다. 다만, ㉠의 경우에는 면허를 취소하여야 한다.
　㉠ 제8조(결격사유)의 어느 하나에 해당하게 된 경우
　㉡ 제66조(자격정지 등)에 따른 자격 정지 처분 기간 중에 의료행위를 하거나 3회 이상 자격 정지 처분을 받은 경우
　㉢ 제11조 제1항(면허 조건과 등록)에 따른 면허 조건을 이행하지 아니한 경우
　㉣ 제4조의3 제1항(의료인의 면허 대여 금지 등)을 위반하여 면허를 대여한 경우
　㉤ 제4조 제6항(의료인과 의료기관의 장의 의무)을 위반하여 사람의 생명 또는 신체에 중대한 위해를 발생하게 한 경우
　㉥ 제27조 제5항(무면허 의료행위 등 금지)을 위반하여 사람의 생명 또는 신체에 중대한 위해를 발생하게 할 우려가 있는 수술, 수혈, 전신마취를 의료인 아닌 자에게 하거나 의료인에게 면허 사항 외로 하게 한 경우
　※ **결격사유**<의료법 제8조> … 다음의 어느 하나에 해당하는 자는 의료인이 될 수 없다.
　　㉠ 「정신건강증진 및 정신질환자 복지서비스 지원에 관한 법률」에 따른 정신질환자. 다만, 전문의가 의료인으로서 적합하다고 인정하는 사람은 그러하지 아니하다.
　　㉡ 마약·대마·향정신성의약품 중독자
　　㉢ 피성년후견인·피한정후견인
　　㉣ 허위로 진료비를 청구하여 환자나 진료비를 지급하는 기관이나 단체를 속인 경우
　　㉤ 의료 관련 법령을 위반하여 금고 이상의 형을 선고받고 그 형의 집행이 종료되지 아니하였거나 집행을 받지 아니하기로 확정되지 아니한 자

4 ① 특정한 테마를 놓고 2명 또는 그 이상의 사람들이 각자의 견해를 발표하는 토론회이다.
　② 공동으로 문제의 해결을 모색하기 위해 수명의 구성원이 토의에 직접 참여한다.
　④ 교수의 지도하에 학생들이 공동으로 토론·연구하는 방법이다.

정답 및 해설 1.② 2.① 3.③ 4.③

5 한탄바이러스(Hantaan virus)에 의해 발생되는 전염병은?

① 렙토스피라증(Leptospirosis)
② 유행성 출혈열(Epidemic hemorrhagic fever)
③ 쯔쯔가무시증(Tsutsugamushi)
④ 유행성 이하선염(Mumps)

6 지역사회 보건기획의 순서를 바르게 나열한 것은?

> ㉠ 건강문제의 우선순위 결정
> ㉡ 사업목표 설정
> ㉢ 사업실행
> ㉣ 사업전략 및 세부계획 수립
> ㉤ 사업평가
> ㉥ 지역사회현황 분석

① ㉥→㉠→㉡→㉢→㉣→㉤
② ㉥→㉢→㉣→㉠→㉡→㉤
③ ㉥→㉣→㉢→㉡→㉠→㉤
④ ㉥→㉠→㉡→㉣→㉢→㉤

7 1986년 제1차 국제건강증진회의 오타와(Ottawa) 헌장에서 제시한 건강증진의 활동영역이 아닌 것은?

① 개인 건강기술의 개발
② 지역사회 활동의 강화
③ 건강 지원적 환경의 구축
④ 의료연구의 개발

8 정신질환자에 대한 보건정책을 결정할 때 옳지 않은 것은?

① 진료의 계속성이 가장 필요한 질환이다.

② 정신질환을 위한 포괄적인 서비스를 제공해야 한다.

③ 정신박약자를 강제적으로 격리시켜 보호해야 한다.

④ 정신질환에 대한 전문시설을 확충하는 것이 필요하다.

---

5 신증후성 출혈열(hemorrhagic fever withrenal syndrome)은 한반도에서 중국 동부에 걸쳐 발생하는 유행성 출혈열 또는 한국형 출혈열이다. 한국형 출혈열은 한탄 바이러스(Hantaan virus)를 대표로 하는 동일군 바이러스에서 일어난다.

6 지역사회현황 분석 → 건강문제의 우선순위 결정 → 사업목표 설정 → 사업전략 및 세부계획 수립 → 사업실행 → 사업평가

7 오타와(ottawa) 헌장 내용
　㉠ 건강한 공공정책 확립
　㉡ 건강 지향적 환경조성
　㉢ 지역사회 활동 강화
　㉣ 개개인의 기술 개발
　㉤ 보건의료사업의 방향 재조정

8 정신질환자는 인간으로서 존엄과 가치를 보장받으며 최적의 치료와 보호를 받을 권리를 보장받고 정신질환이 있다는 이유로 부당한 차별대우를 받아서는 안 된다. 또한 입원치료가 필요한 정신질환자에 대하여는 항상 자발적 입원이 권장되어야 한다.

정답 및 해설 5.② 6.④ 7.④ 8.③

9 이황화탄소가 중추신경계에 영향을 주는지 조사하고자, 40여 년 전부터 가동하고 있는 인조견사 제조공장에서 이황화탄소에 노출된 근로자들을 대상으로 이황화탄소에 노출되지 않은 다른 공장의 근로자들과 중추신경계질환의 발생률을 비교하려고 한다. 가장 적합한 연구 방법은?

① 단면조사 연구(cross sectional study)

② 환자－대조군 연구(case control study)

③ 사례군 연구(case series study)

④ 후향성 코호트 연구(retrospective cohort study)

10 식품 보존방법에 대한 설명으로 옳은 것은?

① 냉장법은 0 ~ 10℃ 범위의 온도로 식품을 보존하는 방법이다.

② 저온 가열법은 50 ℃ 이하에서 30분간 가열하는 보존방법이다.

③ 당장법은 5 ~ 8 %의 설탕절임 보존방법이다.

④ 건조법은 수분함량을 20 %에서 식품을 건조시키는 보존방법이다.

11 사회보험의 목적을 소득보장과 의료보장으로 구분할 때, 의료보장적인 성격에 해당하는 것을 모두 고른 것은?

㉠ 고용보험	㉡ 산재보험
㉢ 연금보험	㉣ 건강보험

① ㉠㉡㉢

② ㉠㉢

③ ㉡㉣

④ ㉣

12 세계보건기구(WHO)가 제시한 보건의료자원의 기본범주에 해당되지 않는 요소는?

① 보건의료 인력

② 보건의료 시설

③ 보건의료 재정

④ 보건의료 지식

13 일교차가 크고, 여름에는 온도가 높고 겨울에는 맑은 날이 많은 것이 특징인 기후형은?

① 대륙성 기후

② 해양성 기후

③ 산림성 기후

④ 산악성 기후

---

9 후향성 코호트 연구는 어떤 특정 질환이나 문제를 가진 집단과 그런 질환이나 문제를 가지지 않은 집단을 비교하여 질병이나 문제와 연관된 특정한 위험요소를 밝히는 연구 방법이다.

10 ② 저온 가열법은 63~65℃에서 30분간 가열하는 방법이다.
③ 당장법은 설탕의 농도가 높을 때 재료로부터 강하게 탈수하므로 설탕의 양은 거기에 있는 수분에 대하여 포화량 이상이 필요하다.
④ 건조법의 종류로는 여러 가지 방법이 있는데 그 중 팽화 건조법은 수분함량이 비교적 적은(15 ~ 40%) 식품을 고압에서 가열한 후 급격히 상압상태로 개방하면 수분의 순간적인 증발에 의해서 그 팽창력으로 식품조직은 순간적으로 팽화하는 동시에 다공질구조로 되는 방법이다.

11 ㉠㉢은 소득보장적인 성격에 해당한다.

12 보건의료자원
㉠ 인적 요소 : 보건의료인력(조직)
㉡ 물적 요소 : 보건의료 시설, 보건의료 장비, 보건의료 지식

13 ② 해양의 영향을 받아 기온의 연변화가 적고 연중 습도가 높으며 구름과 강수량도 많다.
③ 산림 내의 기후로 기온은 산림 밖과 비교할 때 밤에는 산림 내에서 높고, 낮에는 산림 밖에서가 높다. 산림 내의 습도는 높은 편이며 바람은 약하다.
④ 기온의 일변화와 연변화가 작고, 수증기량은 적으나 상대습도가 커서 구름, 안개가 잘 생기고 풍속과 일사가 강하다.

정답 및 해설 9.④ 10.① 11.③ 12.③ 13.①

14 기생충증과 중간숙주의 연결이 옳은 것은?

	기생충증	제1중간숙주	제2중간숙주
①	광절열두조충증	물벼룩	가재
②	요코가와흡충	다슬기	은어
③	간흡충증	왜우렁이	고등어
④	아니사키스증	새우	잉어

15 의료취약지역의 주민에 대한 보건의료를 행하기 위하여 보건진료소를 설치 · 운영하는 자는?

① 의사

② 군수

③ 보건소장

④ 보건복지부장관

16 식염 농도에서도 발육 · 생존할 수 있는 식중독 원인균은?

① 웰치균(Clostridium perfringens : Cl welchii)

② 세레우스균(Bacillus cereus)

③ 살모넬라균(Salmonella enteritidis)

④ 장염비브리오균(Vibrio parahaemolyticus)

17 근로자 특수건강진단 시 개인건강관리 구분의 하나로 직업병의 소견이 있어 적절한 사후관리 조치가 필요함을 나타내는 구분 코드는?

① A   ② C_1

③ C_2 ④ D_1

---

14 ① 광절열두조충증의 제2중간숙주는 송어이다.
③ 간흡충의 제2중간숙주는 민물고기로 붕어, 잉어, 향어 등이다.
④ 아니사키스는 제2중간숙주는 오징어, 고등어 등 바다생선이다.

15 보건진료소란 의사가 배치되어 있지 아니하고 계속하여 의사를 배치하기 어려울 것으로 예상되는 의료 취약지역에서 보건진료 전담공무원으로 하여금 의료행위를 하게 하기 위하여 시장·군수가 설치·운영하는 보건의료시설을 말한다〈농어촌 등 보건의료를 위한 특별조치법 제2조 제4호〉.

16 장염비브리오균은 염분이 높은 환경에서도 잘 자라 해수에서 살며, 겨울에는 해수 바닥에 있다가 여름에 위로 떠올라서 어패류를 오염시키고 이를 날로 먹은 사람에 감염되는 식중독 원인균이다.

17 ① A는 정상자로 사후관리 조치가 불필요하다.
② C_1은 직업병 요관찰자로 직업병 예방을 위해 적절한 의학적 및 직업적 사후관리조치가 필요하다.
③ C_2는 일반질병 요관찰자이다.

정답 및 해설 14.② 15.② 16.④ 17.④

18 유해물질의 최고치 허용농도(Threshold limit value ceiling, TLV-C)의 정의로 옳은 것은?

① 1일 24시간 호흡기로 흡입되어서는 안 되는 농도

② 1일 8시간, 주 40시간 동안 반복되어 폭로되어서는 안 되는 농도

③ 15분 동안 계속적으로 폭로되어서는 안 되는 농도

④ 어떤 경우에도 초과되어서는 안 되는 농도

19 물의 부영양화(eutrophication) 현상에 관한 설명으로 옳은 것은?

① 저수지나 호수에 칼슘과 마그네슘의 과다유입으로 발생하는 현상

② 과다한 유기용제 유입으로 발생하는 현상

③ 질소나 인의 유입에 따른 수중 용존산소 고갈로 인하여 물이 부패하는 현상

④ 유기수은이 유입되어 발생하는 현상

20 대도시 대기 중의 오존경보를 시행하는 날이 많아지는데, 이러한 오존발생과 가장 관련 있는 것은?

① 안개의 증가   ② 일사량의 증가

③ 부유 분진량의 증가   ④ 풍속의 저하

18 TLV-C는 시간가중평균(TWA) 노출한계를 초과하지 않아도 순간적으로 초과해서는 안 되며 항상 짧은 시간이라도 초과하지 말아야 하는 최고 노출한계이다.

19 강이나 바다 등 수중생태계에 유입되는 생활하수나 산업폐수, 가축의 배설물 등의 유기물질이 유입되어 물속의 질소와 인과 같은 영양물질이 많아지면서 영양소의 순환 속도가 빨라져 조류의 광합성량이 급격히 증가하는 현상을 부영양화라고 한다.

20 오존은 태양빛이 강하고 공기의 이동이 적을 때 많이 발생하므로 여름철이나 정오를 전후하여 태양빛이 강할 때 호흡기 질환자나 노약자들은 외출을 삼가는 것이 좋다.

정답 및 해설 18.④ 19.③ 20.②

1 수중에 녹아 있는 산소(DO)에 대한 설명으로 옳지 않은 것은?

① 유기물질이 많으면 DO는 감소한다.

② 미생물의 호흡작용에 의해서 DO는 감소한다.

③ 생물화학적 산소요구량이 높으면 DO는 낮아진다.

④ 물의 오염도가 낮으면 DO는 낮아진다.

2 독소형 식중독으로서 치명률이 높으며 햄, 소세지, 통조림 등을 통해 감염되고 시력저하, 복시, 동
공확대와 같은 신경계 증상을 나타내는 식중독은?

① 보툴리누스 식중독　　　　　　　　　② 장염 비브리오 식중독

③ 살모넬라 식중독　　　　　　　　　　④ 포도상구균 식중독

3 산업재해의 발생상황을 파악하기 위한 것으로 작업시간당 재해건수를 나타내는 지표는?

① 건수율　　　　　　　　　　　　　　② 천인율

③ 강도율　　　　　　　　　　　　　　④ 도수율

4 기후 온난화의 주요 원인물질과 기전을 바르게 연결한 것은?

① 이산화탄소 – 온실효과로 기온 상승

② 먼지 – 태양열 흡수로 기온 상승

③ 아황산가스 – 광화학 반응으로 기온 상승

④ 질소산화물 – 오존층 파괴로 태양열 투과량 증가

1 용존산소량(DO) … 물 속에 녹아 있는 산소량을 mg/l(ppm)으로 나타낸 것

㉠ 용존산소가 감소되는 경우
- 오염물질의 농도가 높고 유량이 적을 때
- 염류농도가 높을수록
- 오탁물이 많이 존재할 때
- 하천바닥의 침전물이 용출될 때
- 조류가 호흡을 할 때

㉡ 용존산소가 증가하는 경우
- 포화 DO농도와 현재 DO농도 차가 클수록
- 수온이 낮을수록
- 기압이 높을수록
- 공기방울이 작을수록
- 염분이 낮을수록
- 하천바닥이 거칠수록
- 수심이 얕을수록
- 유속이 빠를수록
- 하천의 경사가 급할수록

2 보툴리누스균에 의한 식중독(Botulism : 소시지의 중독)

㉠ 원인균 : Clostridium Botulinum으로, 신경독소인 Neurotoxin을 생성하는 혐기성균이며 체외독소이다.

㉡ 원인식품 : 밀봉상태의 통조림, 햄, 소시지

㉢ 증세 : 신경마비 증세, 치명률(30~80%)이 높고 호흡곤란, 연하곤란, 복통, 구토, 설사 등의 현상이 일어나나 발열은 없다.

㉣ 잠복기 : 12~36시간이다.

3 ④ 도수율 : 재해 건수를 연간 근로시간 수로 나눈 값으로, 재해발생 상황을 파악하기 위한 표준적 지표

① 건수율 : 노동자 수에 대한 재해 발생 빈도, 산업재해 지표 중 하나

② 천인율 : 근로자 1000명당 발생하는 사상자 수

③ 강도율 : 산업재해의 상해지수로 연노동시간당 손실일수로 재해분석

4 온실효과 … 대기 중의 수증기와 CO_2는 태양의 단파 복사에너지를 거의 통과시키거나 적외선 부분의 장파 복사에너지를 선택 흡수하며, 또 지구 장파 복사에너지가 공간 밖으로 나가는 것을 막아줌으로 대기의 온도를 유지하고 보호하는 역할을 한다. 대기 중의 수증기와 CO_2가 적외선을 흡수해 지구온도가 올라가는 현상을 온실효과라 한다. 이러한 온실효과로 인해 지구 표면의 평균온도가 상승하는 현상을 온난화라고 한다.

정답 및 해설 1.④ 2.① 3.④ 4.①

5 표본조사에 대한 설명으로 옳지 않은 것은?

① 표본오차는 수학적으로 추정이 가능하다.

② 비용, 시간, 노력 등의 경제적 효과가 있다.

③ 자료처리와 분석이 어렵다.

④ 적절히 추출된 표본은 모집단을 대표할 수 있다.

6 환경보전과 관련된 국제적 노력에 대한 설명으로 옳지 않은 것은?

① 1972년 스톡홀롬 회의에서 인간환경선언을 선포하였다.

② 1987년 몬트리올 의정서에서 오존층 파괴물질에 대한 생산 및 사용을 규제하였다.

③ 1989년 바젤협약에서 유해폐기물에 대한 국가간 이동 및 처분을 규제하였다.

④ 1992년 교토의정서에서 '단 하나뿐인 지구'라는 슬로건을 채택하였다.

7 Maslow가 제시한 욕구단계설에서 가장 상위 단계의 욕구는?

① 자존감 욕구

② 자아실현 욕구

③ 안전 욕구

④ 생리 욕구

8 흡연과 폐암과의 연관성을 입증하기 위해 실시한 조사에서 아래와 같은 결과를 얻었을 때, 이 집단의 흡연에 의한 폐암발생의 비교위험도(relative risk)는?

구분	폐암 발생자 수	폐암 비발생자 수
담배를 피움	10	990
담배를 피우지 않음	1	499

① 1

② 5

③ 9

④ 10

---

5 ③ 표본조사는 전수조사에 비해 조사와 결과 분석이 용이하여 비용이나 시간으로 볼 때 경제적인 방법이다.

6 ④ 교토의정서는 1997년 12월 교토에서 개최된 기후변화협약 제3차 당사국총회에서 채택되었으며 지구온난화 규제 및 기후변화협약의 구체적 이행방안, 선진국의 온실가스 감축 목표치를 규정하였다. '단 하나뿐인 지구'는 1972년 스웨덴 스톡홀름에서 열린 유엔인간환경회의의 슬로건이다.

7 매슬로우 동기이론(욕구단계설)
ㄱ 1단계 : 생리적 욕구－의식주, 본능적 욕구
ㄴ 2단계 : 안전의 욕구－정서적, 신체적 안전 추구 욕구
ㄷ 3단계 : 소속감과 애정의 욕구－단체에 소속되어 소속감을 느끼고 주변에게 사랑 받길 원하는 욕구
ㄹ 4단계 : 존경의 욕구－타인에게 존경받기를 바라는 욕구
ㅁ 5단계 : 자아실현의 욕구－자기만족을 느끼는 욕구

8 비교위험도는 노출군과 비노출군의 질병발생률의 비를 말한다.
$$비교위험도 = \left(\frac{10}{10+990}\right) / \left(\frac{1}{1+499}\right)$$
$$= \frac{0.01}{0.002}$$
$$= 5$$

정답 및 해설 5.③ 6.④ 7.② 8.②

9 인수공통감염병으로만 나열된 것은?

① 일본뇌염, 탄저, 브루셀라증
② 살모넬라증, 콜레라, 장티푸스
③ 결핵, 파라티푸스, 성홍열
④ 브루셀라증, 백일해, 풍진

10 당뇨병을 진단하기 위하여 공복 혈당검사(fasting blood sugar test)의 기준치를 126 mg/dl에서 110 mg/dl로 낮추었을 때, 민감도와 특이도의 변화는?

① 민감도와 특이도는 증가한다.
② 민감도와 특이도는 변화하지 않는다.
③ 민감도는 감소하고, 특이도는 증가한다.
④ 민감도는 증가하고, 특이도는 감소한다.

11 효과적인 보건교육을 위한 원칙이 아닌 것은?

① 피교육자의 생활상을 반영하는 내용이어야 한다.
② 지식의 향상과 실제 행동능력의 변화를 동시에 달성할 수 있도록 계획한다.
③ 피교육자는 동일한 가치관, 태도, 믿음을 가지고 있다고 가정한다.
④ 피교육자들에게 자신감을 가질 수 있도록 하여야 한다.

12 우리나라에서 4대 사회보험이 시작된 순서가 바르게 나열된 것은?

① 건강(의료)보험 → 산재보험 → 국민연금 → 고용보험
② 건강(의료)보험 → 고용보험 → 국민연금 → 산재보험
③ 산재보험 → 건강(의료)보험 → 국민연금 → 고용보험
④ 산재보험 → 건강(의료)보험 → 고용보험 → 국민연금

13 「감염병의 예방 및 관리에 관한 법률」상 마시는 물 또는 식품을 매개로 발생하고 집단발생의 우려가 커서 발생 또는 유행 즉시 방역대책을 수립해야 하는 감염병은?

① 수두 　　　　　　　　　　　② A형 간염
③ B형 간염 　　　　　　　　　④ 레지오넬라증

---

9 인수공통감염병 ··· 동물과 사람 사이에 상호 전파되는 병원체에 의해 발생되는 감염병
　　㉠ 장출혈성대장균감염증
　　㉡ 일본뇌염
　　㉢ 브루셀라증
　　㉣ 탄저
　　㉤ 공수병
　　㉥ 조류인플루엔자 인체감염증
　　㉦ 중증급성호흡기증후군(SARS)
　　㉧ 변종크로이츠펠트─야콥병(vCJD)
　　㉨ 큐열
　　㉩ 결핵
　　㉪ 중증열성혈소판 감소증후군(SFTS)

10 ④ 민감도는 병이 있는 사람을 병이 있다고 판정할 수 있는 능력을 말하고, 특이도는 병이 없는 사람을 병이 없다고 판정할 수 있는 능력을 말하므로 판정의 기준을 낮추면 민감도는 증가하고 특이도는 감소한다.

11 ③ 피교육자에게 적합한 교육방법을 선택해야하기 때문에 피교육자의 실정과 문화적 배경에 대한 조사가 필요하다.

12 산재보험(1960년대) → 건강(의료)보험(1970년대) → 국민연금(1980년대) → 고용보험(1990년대)

13 (2020 개정 전 법령)
　※ 제1군감염병 ··· 마시는 물 또는 식품을 매개로 발생하며 집단 발생의 우려가 커서 발생 또는 유행 즉시 방역대책을 수립하여야 하는 감염병을 말한다(콜레라, 장티푸스, 파라티푸스, 세균성이질, 장출혈성대장균감염증, A형 간염).
　2020개정 후 법령에서 수두 · A형 간염은 제2급감염병, B형 간염 · 레지오넬라증은 제3급감염병이다.

정답 및 해설 9.① 10.④ 11.③ 12.③ 13.②

14 「보건의료기본법」상 보건의료와 관련된 국가 및 지방자치단체의 책임에 대한 설명으로 옳지 않은 것은?

① 전 국민의 모든 보건의료수요를 충족시킬 수 있도록 노력한다.

② 건강관련 물품이나 건강관련 활동으로부터 발생할 수 있는 위해를 방지하기 위한 시책을 마련한다.

③ 국민건강의 보호 · 증진을 위하여 필요한 법적 · 제도적 장치를 마련한다.

④ 민간이 행하는 보건의료에 대하여 보건의료 시책상 필요하다고 인정하면 행정적 · 재정적 지원을 할 수 있다.

15 방사성 세슘(Cs-137)의 생체내 반감기가 30년이라고 할 때, 10세인 사람의 체내에 20mg의 방사성 세슘이 있다면, 70세가 되었을 때 체내에 남아있는 방사성 세슘의 양[mg]은?

① 1

② 2

③ 5

④ 10

16 보건소에 대한 보건복지부의 지휘감독 업무에 해당하는 것은?

① 인사권

② 예산권

③ 조직관리

④ 기술지도

17 다음 중 보건소에서 지역사회의 보건문제를 발견하고 사업계획을 수립하기 위해 가장 먼저 해야 할 일은?

① 보건문제 우선순위 결정   ② 지역사회 진단

③ 사업개요 작성   ④ 사업목표 설정

---

14 국가와 지방자치단체의 책임〈보건의료기본법 제4조〉

ⓐ 국가와 지방자치단체는 국민건강의 보호·증진을 위하여 필요한 법·제도적 장치를 마련하고 이에 필요한 재원(財源)을 확보하도록 노력하여야 한다.

ⓑ 국가와 지방자치단체는 모든 국민의 기본적인 보건의료 수요를 형평에 맞게 충족시킬 수 있도록 노력하여야 한다.

ⓒ 국가와 지방자치단체는 식품, 의약품, 의료기기 및 화장품 등 건강 관련 물품이나 건강 관련 활동으로부터 발생할 수 있는 위해(危害)를 방지하고, 각종 국민건강 위해 요인으로부터 국민의 건강을 보호하기 위한 시책을 강구하도록 노력하여야 한다.

ⓓ 국가와 지방자치단체는 민간이 행하는 보건의료에 대하여 보건의료 시책 상 필요하다고 인정하면 행정·재정적 지원을 할 수 있다.

15 10세인 사람이 70세가 될 때까지 60년간 30년의 반감기를 두 번 거치기 때문에 $\frac{1}{2} \times \frac{1}{2} = \frac{1}{4}$ 로 줄게 된다. 따라서 $20 \times \frac{1}{4} = 5\text{mg}$ 이 된다.

16 ④ 보건복지부장관과 시·도지사는 지역보건의료기관의 전문인력의 자질 향상을 위하여 필요한 교육훈련을 시행하여야 한다〈지역보건법 제16조 제3항〉.

17 제한된 지역사회의 인력, 시설, 예산 등 보건의료자원 범위 안에서 지역사회의 욕구를 모두 충족하기에는 어려움이 있기 때문에 사실적인 지역사회의 보건문제를 진단한 후 그 보건문제들의 우선순위를 선정하는 지역실정에 맞는 계획을 세워야 한다.

정답 및 해설 14.① 15.③ 16.④ 17.②

18 최근 연구결과에 따를 때 건강 결정요인 중 건강에 가장 많은 영향을 미치는 것으로 알려진 요인은?

① 생활습관   ② 환경요인

③ 생물학적 요인   ④ 보건의료 체계

19 「보건의료기본법」상 보건의료에 대한 국민의 권리에 포함되지 않는 것은?

① 건강권

② 보건의료에 관한 알 권리

③ 국민의 의료비용 부담권

④ 보건의료 서비스에 관한 자기결정권

20 인간은 자신이 이용할 수 있는 정보를 활용하여 행동을 결정하기 때문에 행위의도가 실제 행동을 예측할 수 있다는 이론은?

① 건강신념 이론

② 합리적 행위 이론

③ 사회인지 이론

④ 변화단계 이론

18 건강 결정 요인은 유전적 요인, 환경적 요인, 생활습관 요인, 보건의료적 요인 4가지가 있다. 이 중 생활습관 요인이 가장 크게 작용하며, 개인의 건강을 위해 스스로 할 수 있는 일은 생활습관을 개선하는 일이다.

19 보건의료기본법에 따르면 보건의료에 관한 국민의 권리로는 건강권〈제10조〉, 보건의료에 관한 알 권리〈제11조〉, 보건의료서비스에 관한 자기결정권〈제12조〉, 비밀보장〈제13조〉이 있다.

20 합리적 행동 이론 ⋯ 학습 이론, 기대가치 이론, 인지일치 이론, 귀인 이론 등을 바탕으로 하며 사람들이 특정 행동에 대해 긍정적인 태도를 가지고 주변인에게 용인될 수 있을 때 행동 동기가 높아진다는 이론이다.

정답 및 해설 18.① 19.③ 20.②

1 집단급식 확대와 외식산업의 발달에 따라 대규모 발생 양상을 보이는 감염병은?

① 콜레라, 세균성이질, 장티푸스
② 백일해, 홍역, 디프테리아
③ 광견병, 브루셀라증, 탄저
④ 말라리아, 일본뇌염, 유행성 출혈열

2 유행성 이하선염이나 홍역 같은 전염성 질환이 몇 년을 주기로 유행하는 현상과 관계있는 것은?

① 집단 면역(herd immunity)
② 역학적 이행(epidemiologic transition)
③ 공동매개 전파(vector-borne transmission)
④ 유전적 감수성(genetic susceptibility)

3 다음 글에서 설명하는 것은?

> 특별한 중재를 받지 않아도 연구에 참여함으로써 행동에 변화를 유발하여 요인 자체의 변화를 가져오게 된다. 결과적으로 요인－결과 간 관련성에 영향을 미친다.

① 자발적 참여자 바이어스(volunteer bias)
② 호손 효과(Hawthorne effect)
③ 버크슨 바이어스(Berkson's bias)
④ 확인 바이어스(ascertainment bias)

4 정신보건법의 기본이념에 대한 설명으로 옳지 않은 것은?

① 모든 정신질환자는 최적의 치료와 보호를 받을 권리를 보장 받는다.

② 모든 정신질환자는 정신질환이 있다는 이유로 부당한 차별대우를 받지 아니한다.

③ 입원치료가 필요한 정신질환자에 대하여는 전문가의 판단이 최우선으로 고려되어야 한다.

④ 미성년자인 정신질환자에 대하여는 특별히 치료, 보호 및 필요한 교육을 받을 권리가 보장되어야 한다.

---

1 ① 대규모로 발생하는 감염병은 주로 소화기계감염병으로 콜레라, 세균성이질, 장티푸스, 폴리오, 유행성 간염이 이에 속한다.
　② 호흡기계 감염병
　③ 인수공통감염병

2 집단 면역은 어떤 인구집단의 면역상태를 말한다. 유행성 이하선염이나 홍역은 예방 접종을 하지 않았을 때 발생하는 전염성 질환이기 때문에 집단 면역과 관련이 있다.

3 ② 실험대상자들이 지켜보고 있다는 사실을 의식하게 됨으로써 그들의 전형적인 것과 다르게 행동하는 현상

4 기본이념〈정신건강증진 및 정신질환자 복지서비스 지원에 관한 법률 제2조〉
　㉠ 모든 국민은 정신질환으로부터 보호받을 권리를 가진다.
　㉡ 모든 정신질환자는 인간으로서의 존엄과 가치를 보장받고, 최적의 치료를 받을 권리를 가진다.
　㉢ 모든 정신질환자는 정신질환이 있다는 이유로 부당한 차별대우를 받지 아니한다.
　㉣ 미성년자인 정신질환자는 특별히 치료, 보호 및 교육을 받을 권리를 가진다.
　㉤ 정신질환자에 대해서는 입원 또는 입소가 최소화되도록 지역 사회 중심의 치료가 우선적으로 고려되어야 하며, 정신건강증진시설에 자신의 의지에 따른 입원 또는 입소가 권장되어야 한다.
　㉥ 정신건강증진시설에 입원등을 하고 있는 모든 사람은 가능한 한 자유로운 환경을 누릴 권리와 다른 사람들과 자유로이 의견교환을 할 수 있는 권리를 가진다.
　㉦ 정신질환자는 원칙적으로 자신의 신체와 재산에 관한 사항에 대하여 스스로 판단하고 결정할 권리를 가진다. 특히 주거지, 의료행위에 대한 동의나 거부, 타인과의 교류, 복지서비스의 이용 여부와 복지서비스 종류의 선택 등을 스스로 결정할 수 있도록 자기결정권을 존중받는다.
　㉧ 정신질환자는 자신에게 법률적·사실적 영향을 미치는 사안에 대하여 스스로 이해하여 자신의 자유로운 의사를 표현할 수 있도록 필요한 도움을 받을 권리를 가진다.
　㉨ 정신질환자는 자신과 관련된 정책의 결정과정에 참여할 권리를 가진다.

정답 및 해설 1.① 2.① 3.② 4.③

5 보균자의 특성에 대한 설명으로 옳은 것은?

① 추후 합병증 발생 가능성이 높다.

② 일반적으로 보균자 수가 환자 수보다 적다.

③ 본인이 조심하고 타인이 경계하기 때문에 전염 기회가 적다.

④ 활동에 제한이 없어 감염시킬 수 있는 영역이 넓다.

6 노인장기요양보험법에서 규정한 장기요양급여 중 재가급여가 아닌 것은?

① 방문간호   ② 주 · 야간보호

③ 단기보호   ④ 시설급여

7 A요인 폭로군에서의 B질병 발생률은 20%이고, A요인에 폭로되지 않은 군에서의 B질병 발생률은 5%이다. B질병에 대한 A요인의 귀속위험도(attributable risk)는?

① 0.15   ② 0.25

③ 0.75   ④ 4.0

8 의료의 질 개선을 위한 제도적 접근의 영역과 이에 대한 사례로 옳은 것은?

① 구조측면 : 의료이용도 조사

② 과정측면 : 의료기관 신임제도

③ 과정측면 : 면허 및 자격부여 제도

④ 결과측면 : 합병증 지표 산출 공개

5 보균자 … 어떤 종의 감염증 병원체를 체내에 보유 또는 배설하면서도 아무런 증상을 나타내지 않는 사람이다.
- ㉠ **건강보균자 또는 무증상보균자** : 불현성 감염을 거쳐 시종 임상증상을 나타내지 않고 병원체를 배출하는 것
- ㉡ **잠복기보균자** : 발병전의 잠복기간 중에 이미 병원체를 배설하는 것
- ㉢ **회복기보균자 또는 병후보균자** : 감염증에 이환하여 치유한 후에도 계속해서 배균하는 것

6 재가급여
- ㉠ **방문요양** : 장기요양요원이 수급자의 가정 등을 방문하여 신체활동 및 가사활동 등을 지원하는 장기요양급여
- ㉡ **방문목욕** : 장기요양요원이 목욕설비를 갖춘 장비를 이용하여 수급자의 가정 등을 방문하여 목욕을 제공하는 장기요양급여
- ㉢ **방문간호** : 장기요양요원인 간호사 등이 의사, 한의사 또는 치과의사의 지시서(이하 '방문간호지시서'라 한다)에 따라 수급자의 가정 등을 방문하여 간호, 진료의 보조, 요양에 관한 상담 또는 구강위생 등을 제공하는 장기요양급여
- ㉣ **주·야간보호** : 수급자를 하루 중 일정한 시간 동안 장기요양기관에 보호하여 신체활동 지원 및 심신기능의 유지·향상을 위한 교육·훈련 등을 제공하는 장기요양급여
- ㉤ **단기보호** : 수급자를 보건복지부령으로 정하는 범위 안에서 일정 기간 동안 장기요양기관에 보호하여 신체활동 지원 및 심신기능의 유지·향상을 위한 교육·훈련 등을 제공하는 장기요양급여
- ㉥ **기타재가급여** : 수급자의 일상생활·신체활동 지원에 필요한 용구를 제공하거나 가정을 방문하여 재활에 관한 지원 등을 제공하는 장기요양급여로서 대통령령으로 정하는 것

7 귀속위험도(=기여위험도)=폭로군 질병발생률－비폭로군 질병발생률
$$=0.2-0.05$$
$$=0.15$$

8 도나베디안의 의료의 질 평가 방법
- ㉠ **구조** : 진료의 수단, 여건(시설, 장비, 진료 종사자의 수와 자질, 진료비 심사제도 등)
- ㉡ **과정** : 의료진의 진료활동을 대상으로 치료과정이나 수술결정의 의사결정과정을 평가
- ㉢ **결과** : 사망률, 합병증률, 감염률 등 결과지표를 산출하여 평가

9 우리나라의 건강증진사업 추진방향에 대한 설명으로 옳지 않은 것은?

① 예방 중심의 보건의료 활동으로 전개한다.

② 건강증진사업은 건강취약집단을 최우선 순위에 둔다.

③ 국민건강증진을 위해 금연·절주 운동을 강화한다.

④ 건강장애요소를 최소화하기 위해 보건교육 활동을 강화한다.

10 다음 중 일차보건의료의 기본 개념에 해당하는 것만을 고른 것은?

> ㉠ acceptability(수용성) : 실질적이고 과학적이며, 사회적으로 받아들일 수 있는 방법으로 제공함
> ㉡ uniqueness(독특성) : 지역사회마다 고유한 특성을 반영하여 환경과 사회를 개발함
> ㉢ affordability(지불가능성) : 지역사회와 국가가 지불할 수 있는 비용으로 서비스를 제공함
> ㉣ specificity(구체성) : 필수 보건의료서비스 제공이라는 구체적인 사업범위를 정함

① ㉠㉡

② ㉠㉢

③ ㉡㉣

④ ㉢㉣

11 산업장에서 일정기간 동안의 평균 종업원 수, 재해건수, 연 근로 시간 수를 알고 있는 경우 산출할 수 있는 산업재해 지표만을 묶은 것은?

① 건수율, 도수율

② 건수율, 재해일수율

③ 도수율, 강도율

④ 강도율, 중독률

9 2010 제3차 국민건강증진종합계획(2011~2020)

　ⓐ 금연 · 절주 · 운동 · 영양개선 등 범국민 건강생활실천

　ⓑ 당뇨 · 고혈압 등 만성질환 관리

　ⓒ 국가 암 관리 체계의 확립

　ⓓ 저소득 · 취약계층의 건강권 수호

　ⓔ 생애주기별 건강증진서비스 제공

　※ 국민건강증진법에 따라 제3차 종합계획을 5년마다 보완하기 위해 제4차 국민건강증진종합계획('16~'20)이 수립되었다. 제4차 계획은 국민의 건강한 생활습관 실천에 초점을 두고 있다.

10 WHO에서 제시한 일차보건의료 접근법(4A)

　ⓐ Accessible(접근성) : 쉽게 이용 가능

　ⓑ Acceptable(수용가능성) : 쉽게 받아들일 수 있는 방법으로 사업 제공

　ⓒ Available(주민참여) : 적극적인 참여에 의해 사업이 이루어져야

　ⓓ Affordable(지불부담능력) : 지불능력에 맞는 보건의료수가로 사업이 제공

11 ⓐ 도수율＝(재해건수/연노동시간수)×1,000,000

　ⓑ 건수율＝(재해건수/평균 실노동자)×1,000

12 국민건강증진법의 금연조치에 관한 설명으로 옳지 않은 것은?

① 초등학교 건물과 운동장은 모두 금연구역이다.

② 담배 제조자는 담배갑포장지 앞면·뒷면·옆면 등에 흡연의 위해성, 흡연습관에 따른 타르 흡입량, 발암성 물질 경고에 대한 광고를 부착해야 한다.

③ 담배 제조회사가 사회·문화·음악·체육 등의 행사를 후원할 때 후원자의 명칭은 사용할 수 있으나 담배광고를 하면 안 된다.

④ 담배에 관한 광고는 지정소매인의 영업소 내부와 외부에 광고물을 전시 혹은 부착할 수 있다.

12 ④ 지정소매인의 영업소 내부에서 보건복지부령으로 정하는 광고물을 전시 또는 부착할 수 있다. 다만, 영업소 외부에 그 광고내용이 보이게 전시 또는 부착하는 경우에는 그러지 아니하다.〈국민건강증진법 제9조의4(담배에 관한 광고의 금지 또는 제한) 제1항 제1호 참조〉

① 다음 각 호의 공중이 이용하는 시설의 소유자·점유자 또는 관리자는 해당 시설의 전체를 금연구역으로 지정하고 금연구역을 알리는 표지를 설치하여야한다. 이 경우 흡연자를 위한 흡연실을 설치할 수 있으며, 금연구역을 알리는 표지와 흡연실을 설치하는 기준·방법 등은 보건복지부령으로 정한다.

- 국회의 청사
- 정부 및 지방자치단체의 청사
- 「법원조직법」에 따른 법원과 그 소속 기관의 청사
- 「공공기관의 운영에 관한 법률」에 따른 공공기관의 청사
- 「지방공기업법」에 따른 지방공기업의 청사
- 「유아교육법」·「초·중등교육법」에 따른 학교[교사(校舍)와 운동장 등 모든 구역을 포함한다]
- 「고등교육법」에 따른 학교의 교사
- 「의료법」에 따른 의료기관, 「지역보건법」에 따른 보건소·보건의료원·보건지소
- 「영유아보육법」에 따른 어린이집
- 「청소년활동 진흥법」에 따른 청소년수련관, 청소년수련원, 청소년문화의집, 청소년특화시설, 청소년야영장, 유스호스텔, 청소년이용시설 등 청소년활동시설
- 「도서관법」에 따른 도서관
- 「어린이놀이시설 안전관리법」에 따른 어린이놀이시설
- 「학원의 설립·운영 및 과외교습에 관한 법률」에 따른 학원 중 학교교과교습학원과 연면적 1천제곱미터 이상의 학원
- 공항·여객부두·철도역·여객자동차터미널 등 교통 관련 시설의 대합실·승강장, 지하보도 및 16인승 이상의 교통수단으로서 여객 또는 화물을 유상으로 운송하는 것
- 「자동차관리법」에 따른 어린이운송용 승합자동차
- 연면적 1천제곱미터 이상의 사무용건축물, 공장 및 복합용도의 건축물
- 「공연법」에 따른 공연장으로서 객석 수 300석 이상의 공연장
- 「유통산업발전법」에 따라 개설등록된 대규모점포와 같은 법에 따른 상점가 중 지하도에 있는 상점가
- 「관광진흥법」에 따른 관광숙박업소
- 「체육시설의 설치·이용에 관한 법률」에 따른 체육시설로서 1천명 이상의 관객을 수용할 수 있는 체육시설과 같은 법 제10조에 따른 체육시설업에 해당하는 체육시설로서 실내에 설치된 체육시설
- 「사회복지사업법」에 따른 사회복지시설
- 「공중위생관리법」에 따른 목욕장
- 「게임산업진흥에 관한 법률」에 따른 청소년게임제공업소, 일반게임제공업소, 인터넷컴퓨터게임시설제공업소 및 복합유통게임제공업소
- 「식품위생법」에 따른 식품접객업 중 영업장의 넓이가 보건복지부령으로 정하는 넓이 이상인 휴게음식점영업소, 일반음식점영업소 및 제과점영업소와 같은 법에 따른 식품소분·판매업 중 보건복지부령으로 정하는 넓이 이상인 실내 휴게공간을 마련하여 운영하는 식품자동판매기 영업소
- 「청소년보호법」에 따른 만화대여업소
- 그 밖에 보건복지부령으로 정하는 시설 또는 기관

② 국민건강증진법 제9조의2(담배에 관한 경고문구 등 표시) 제1항 참조
③ 국민건강증진법 제9조의4(담배에 관한 광고의 금지 또는 제한) 제1항 제3호 참조

정답 및 해설 12.④

13 다음 글에서 설명하는 의료서비스 지불방법은?

> 의료서비스 공급자의 생산성을 크게 높일 수 있고 의료의 기술발전을 가져올 수 있는 반면, 의료비 억제효과는 낮고 과잉진료의 염려와 자원분포의 불균형을 초래할 가능성이 높다.

① 행위별수가제   ② 인두제

③ 총액계약제   ④ 포괄수가제

14 국민건강보험법에서 규정한 요양급여 대상이 아닌 것은?

① 질병   ② 부상

③ 교통사고   ④ 출산

15 감염병의 예방 및 관리에 관한 법률에서 규정한 제1군 감염병에 해당하는 것만을 고른 것은?

> ㉠ 페스트   ㉡ 일본뇌염
>
> ㉢ 세균성이질   ㉣ A형간염

① ㉠㉡   ② ㉠㉢

③ ㉡㉣   ④ ㉢㉣

16 건강신념모형(health belief model)의 구성요소가 아닌 것은?

① 질병에 걸릴 가능성에 대한 감수성

② 질병결과에 대한 인지된 심각성

③ 질병에 대한 객관적 위협

④ 건강행위로부터 얻는 이익

---

13 ① 행위별수가제(Fee-for-Service) : 의사가 환자를 진료할 때마다 그 횟수에 따라 진료비를 지급하는 제도
② 인두제(Capitation) : 자기의 환자가 될 가능성이 있는 일정지역의 주민 수에 일정금액을 곱하여 이에 상응하는 보수를 지급 받는 제도
③ 총액계약제(Global Budget) : 보험자 측과 의사단체(보험의협회)간에 국민에게 제공되는 의료서비스에 대한 진료비 총액을 추계하고 협의한 후, 사전에 결정된 진료비총액을 지급하는 방식
④ 포괄수가제(Case-Payment) : 환자에게 제공하는 진찰 · 검사 · 수술 · 투약 등 진료의 횟수와 상관없이 미리 정해진 진료비를 한꺼번에 지급하는 제도

14 국민건강보험법 제41조〈요양급여〉 ··· 가입자와 피부양자의 질병, 부상, 출산 등에 대하여 요양급여를 실시한다.

15 (2020 개정 전 법령)
※ 제1군감염병 ··· 마시는 물 또는 식품을 매개로 발생하고 집단 발생의 우려가 커서 발생 또는 유행 즉시 방역대책을 수립하여야 하는 감염병을 말한다.(콜레라, 장티프스, 파라티푸스, 세균성이질, 장출혈성대장균 감염증, A형간염)
(2020 개정후 법령)
• 제1급감염병 − 페스트
• 제2급감염병 − 세균성이질, A형간염
• 제3급 감염병 − 일본뇌염

16 건강신념모형(health belief model)
㉠ 지각된 감수성(Perceived Susceptability) : 개인의 특정 질병에 걸릴 가능성에 대해 인지하고 있는 정도
㉡ 지각된 심각성(Perceived Seriousness) : 사람들이 특정 질병의 심각성에 대해 인지하는 정도
㉢ 지각된 유익성(Perceived Benefits) : 특정행위를 함으로써 오는 혜택에 대한 인지정도
㉣ 행위 수행에 대한 지각된 장애요인(Perceived Barriers) : 사람들이 특정 행위를 수행하는데 부딪힐 어려움에 대한 인지정도
㉤ 행위를 위한 중재(Cues to Action) : 사람들은 하여금 특정 행위를 참여하도록 자극을 줄 수 있는 중재

정답 및 해설 13.① 14.③ 15.④ 16.③

17 상수의 수질검사에서 과망간산칼륨(KMnO4) 소비량으로 추정할 수 있는 것은?

① 물의 경도　　　　　　　　　② 미생물 오염

③ 유기물 종류　　　　　　　　④ 유기물 오염 정도

18 방사선에 의한 생물학적 손상정도를 나타내는 전리방사선의 등가선량(equivalent dose) 단위는?

① Roentgen(R)　　　　　　　　② Sievert(Sv)

③ Gray(Gy)　　　　　　　　　④ Rad(Rd)

19 개인적 요인, 환경의 영향 및 행동 간의 역동적 상호작용의 결과로 설명되는 보건교육 이론은?

① 계획적 행위이론　　　　　　② 사회인지이론

③ 합리적행동이론　　　　　　　④ 범이론적모형

20 세균성 식중독의 특성에 대한 설명으로 옳지 않은 것은?

① 잠복기가 비교적 짧다.

② 면역이 생기지 않는다.

③ 2차 감염이 주로 일어난다.

④ 여름철에 많이 발생한다.

17 과망간산칼륨소비량은 다량의 유기물질이 포함된 하수, 공장배수, 분뇨 등의 혼입에 의해 증가하므로 유기물 오염 정도와 관련이 있다.

18 ① Roentgen(R) : 방사선이 물질을 전리시킨 정도
③ Gray(Gy) : 질량(kg)당 흡수한 방사선에너지(J)
④ Rad(Rd) : 질량(kg)당 흡수한 방사선에너지(J)

19 ① 계획적 행위이론 : 합리적 행위이론에 지각된 행위통제를 하며 행동한다는 이론
③ 합리적 행동이론 : 인간은 합리적인 판단에 의해 행동한다는 이론
④ 범이론적 모형 : 개인이 어떻게 건강행동을 시작하고 유지해 나가는가에 대한 행동변화의 원칙과 과정을 설명하는 통합적인 모형

20

구분	세균성 식중독	바이러스성 식중독
특징	균에 의한 것 또는 균이 생산하는 독소에 의함	살아 있는 세포에 기생하여 식중독 유발
증식	온도, 습도, 영양성분 등이 적정하면 자체증식 가능	자체 증식이 불가능하며 반드시 숙주가 있어야 증식가능
발병량	일정량(수백~수백만개)이상의 균이 존재해야 발병가능	소량(10~100개)개체로도 발병가능
증상	설사, 구토, 복통, 메스꺼움, 발열, 두통 등	설사, 구토, 메스꺼움, 발열, 두통 등
치료	항생제 등을 사용하여 치료가 가능하며 일부 균의 백신이 개발되었음	일반적으로 치료법이나 백신이 없음
2차 감염(전염성)	2차 감염 거의 없음	2차 감염됨

정답 및 해설 17.④ 18.② 19.② 20.③

1 건강과 질병을 설명하는 한 가지 이론인 생의학적 모형(biomedical model)의 설명으로 옳은 것은?

① 정신과 신체가 분리될 수 없다는 일원론(一元論)을 주장한다.
② 질병을 주로 생물학적 구조와 기능의 이상(비정상)으로 해석한다.
③ 만성퇴행성 질환의 발생과 관리를 설명하는 데에 적합하다.
④ 지역과 문화가 다르면 의학지식과 기술이 달라진다는 특수성을 강조한다.
⑤ 인간과 질병을 사회·환경적 맥락에서 파악하려고 한다.

2 대규모 집단에 대한 집단검진(mass screening)시 고려해야하는 사항으로 우선순위가 가장 낮은 것은?

① 대상 질환이 중요한 건강문제여야 한다.
② 질병을 발견하면 치료하거나 악화를 예방할 수 있어야 한다.
③ 비용-효과적이어야 한다.
④ 증상이 나타나기 전까지 어느 정도의 잠복기가 있어야 한다.
⑤ 검진 방법이 지나치게 복잡하지 않아야 한다.

3 인공수동면역에 해당하는 것은?

① 파상풍 항독소
② BCG 백신
③ 디프테리아 백신
④ 예방적 항결핵제
⑤ 타미플루

1 ② 생의학적 모형(biomedical model)은 질병에 대한 정의로 "질병을 일으키는 유기체인 특정 병원체(pathogen)인 세균, 박테리아 등에 인간이 폭로되어 일어나는 결과"라고 간주한다. 즉 사람의 건강을 기계론적으로 이해하기 때문에 심리적·사회적인 요인은 고려하지 않으며 질병이란 순전히 물리적인(생물학적인)현상으로 파악한다. 그래서 인간미가 결여된 세부 전문적이고 진단 중심의 의학이라는 비판을 받기도 한다.

2 ⑤ 어떤 건강상의 문제에 대해서 위험 그룹의 발견을 위해, 많은 인원수에 대한 선별방식에 의한 집단검진을 시행할 경우 암처럼 대상 질환이 중요한 건강문제이어야 하며, 치료효과가 높아 비용 대비 효과가 높아야 한다. 또한 증상이 나타나기 전까지 어느 정도의 잠복기를 가져 검진에서 잡을 수 있어야 한다.

3 ① 수동면역이란 다른 생체가 만든 항체가 받아들여 면역을 얻는 것으로 태아가 태반을 통하여 모체로부터 면역체를 받는 자연적 수동면역과 파상풍 항독소와 같은 인공적 수동면역의 방법이 있다. 만일 파상풍균에 감염되었다면 다량의 항체가 발생하는데 이를 다른 감염되지 않은 개체에게 투여함으로서 이 병원균에 대한 수동면역이 발생하게 된다. 주사 등을 통한 수동면역은 주사와 동시에 면역을 얻을 수 있지만, 일반적으로 지속기간이 짧고 면역의 정도도 약하다.

※ **후천적 면역** … 질병이환 후나 예방접종 등으로 얻는 면역으로 획득면역이라고도 한다.

㉠ 능동면역

구분	내용
인공능동면역	생균백신, 사균백신, 순환독소의 예방접종 후 생기는 면역
자연능동면역	질병이환 후 면역(장티푸스, 소아마비)

㉡ 수동면역

구분	내용
자연수동면역	자기의 힘으로 생긴 면역이 아니고 다른 사람(모체)나 동물에서 만든 항체를 얻어서 생긴 면역
인공수동면역	회복기 혈청 항독소를 환자 또는 위험에 처해 있는 사람에게 주어 면역을 얻는 방법

㉢ 능동면역과 수동면역의 비교

구분	능동면역	수동면역
장점	• 장기간 지속 • 비교적 강력한 면역력 획득 • 한 번 주사로 여러 질병 면역 획득	• 효과가 빠름 • 치료용, 응급처치용으로 사용 가능
단점	• 늦게 나타나는 효과 • 부작용 가능성	• 짧은 지속 시간 • 비교적 약한 저항력

정답 및 해설 1.② 2.⑤ 3.①

4 수질오염의 지표로 잘 쓰이지 않는 것은?

① 염소이온(Cl_-) ② 용존산소(DO)

③ 생물학적 산소요구량(BOD) ④ 부유물질(SS)

⑤ 세균

5 소음성 난청의 특징으로 바르게 기술된 것은?

① 대부분 한쪽 귀에 나타난다.

② 주로 전음성(conductive) 난청이다.

③ 소음 노출을 중단하면 어느 정도 청력이 회복된다.

④ 지속적 노출보다는 단속적 노출이 더 큰 장해를 초래한다.

⑤ 주로 고음역에서 청력 손실이 더 심하다.

6 우리나라 국민건강증진종합계획(Health Plan) 2020의 목표는?

① 요람에서 무덤까지 질병 없는 세상

② 온 국민이 함께 만드는 건강세상

③ 질병으로부터 해방과 국민 건강증진

④ 국민의료비의 절감과 평균수명 연장

⑤ 건강수명의 연장과 건강형평성의 제고

4 ① 염소이온은 물 속에 염화물이 녹아 있을 때의 염소분을 가리킨다. 염소이온은 심미적 영향물질로 자연환경 중에 해양에 염화물이 가장 많이 존재하고 있다. 일반적으로 수질오염의 지표로 사용되는 것은 생물학적 산소요구량(BOD), 용존산소(DO), 부유물질(SS), 세균, 화학적 산소요구량(COD), 탁도 등이 있다.

5 ⑤ 소음에 노출 된 후 충분한 휴식을 가지면 다시 청력이 회복되는 가역성 청력 손실을 일시적 청력 손실이라 하며, 시끄러운 작업환경, 이어폰 사용처럼 커다란 소리자극에 의해 생긴 청력의 이상을 소음성 난청이라 부른다. 보통 소음성 난청은 고음역(4kHz)에서 시작되는데 이 시기에는 큰 불편이 없이 지내지만 지속적인 소음에 노출 시에는 청각세포의 소실이 중음역(2~3kHz)까지 진행되면 일상 생활에서 불편을 초래하게 된다.
① 양쪽 귀에 증상이 나타나는 소음성 난청과는 달리 주로 한 쪽 귀에만 나타나는 것은 돌발성 난청의 특징이다.
② 외이나 중이에 이상이 생겨서 청력이 나빠지는 전음성난청은 소음성 난청과 관련이 거의 없다.

6 ⑤ 제3차 국민건강증진종합계획 2020에 따르면 "온 국민이 함께 만들고 누리는 건강세상"을 비젼으로 제시하고 "건강수명 연장과 건강형평성 제고"라는 목표를 달성하고자 각 사업분야별로 정책을 수립하고 있다.
※ **제5차 국민건강증진종합계획** … Health Plan2030 (2021-2030년)

비젼 및 목표

1. 모든 사람이 평생건강을 누리는 사회
① (모든 사람) 성, 계층·지역 간 건강형평성을 확보, 적용 대상을 모든 사람으로 확대
② (평생 건강을 누리는 사회) 출생부터 노년까지 전 생애주기에 걸친 건강권 보장, 정부를 포함한 사회 전체를 포괄

2. 건강수명 연장과 건강형평성 제고
① (건강수명) 2030년까지 건강수명 73.3세 달성
② (건강형평성) 건강수명의 소득 간, 지역 간 형평성 확보
• 소득 : 소득수준 상위 20%, 하위 20%의 건강수명 격차 7.6세 이하로
• 지역 : 건강수명 상위 20%, 하위 20%의 해당 지자체의 건강수명 격차 2.9세 이하로

기본원칙
• 국가와 지역사회의 모든 정책 수립에 건강을 우선적으로 반영
　－건강의 사회적 결정요인(Social Determinants of Health)을 확인하고, 건강증진과 지속가능 발전을 도모하기 위한 다부처·다분야 참여 추진
　－모든 정책에서 건강을 우선적으로 고려(Health in All Policies)하는 제도 도입 지향
• 보편적인 건강수준의 향상과 건강형평성 제고를 함께 추진
　－중점과제별로 특히 취약한 집단·계층을 확인하고, 이들에게 편익이 돌아갈 수 있도록 정책목표와 우선순위 설정
• 모든 생애과정과 생활터에 적용
　－영유아·아동·청소년·성인·노인 등 생애주기별 단계와 학교·군대·직장 등 생활터 내에서 적절한 건강 정책이 투입될 수 있도록 정책 설계
• 건강친화적인 환경 구축
　－모든 사람이 자신의 건강과 안녕(well-being)을 위한 잠재력을 최대한 발휘할 수 있는 사회적·물리적·경제적 환경 조성
• 누구나 참여하여 함께 만들고 누릴 기회 보장
　－전문가·공무원뿐만 아니라 일반 국민의 건강정책 의견 수렴 및 주도적 역할 부여
• 관련된 모든 부문이 연계하고 협력
　－SDGs등 국제 동향과 국내 분야별/지역별 건강정책과의 연계성 확보, 향후 분야별/지역별 신규 계획 수립 시 지침으로 기능

사업분야

건강생활 실천	금연/절주/영양/신체활동/구강건강
정신건강 관리	자살예방/치매/중독/지역사회 정신건강
비감염성질환 예방관리	심뇌혈관질환(심뇌혈관질환, 선행질환)/암/비만/손상
감염 및 기후변화성질환 예방관리	감염병예방 및 관리(결핵, 에이즈, 의료 감염·항생제 내성, 예방행태개선등 포함)/감염병위기대비 대응(검역/감시, 예방접종 포함)/기후변화성 질환
인구집단별 건강관리	영유아/아동·청소년/여성/노인/장애인/근로자/군인
건강 친화적 환경 구축	건강친화적 법제도 개선/건강정보 이해력 제고/혁신적 정보기술의 적용/지역사회 자원 확충 및 거버넌스 구축/재원마련 및 운용

정답 및 해설 4.① 5.⑤ 6.⑤

7 바람직한 보건의료가 갖추어야 할 조건으로 가장 거리가 먼 것은?

① 전문성

② 효과성

③ 효율성

④ 환자중심성

⑤ 형평성

8 한국의 지방보건행정조직을 설명한 것으로 적절한 것은?

① 시 · 군 · 구 보건행정조직으로 보건소가 설치되어 있다.

② 인구 규모에 따라 둘 이상의 보건소가 설치된 시 · 군 · 구도 있다.

③ 보건소는 보건복지부의 직접적인 지휘, 감독을 받는다.

④ 특별시에도 보건소의 하부조직으로 보건지소와 보건진료소가 설치되어 있다.

⑤ 보건소는 취약계층에 대한 보건의료 서비스 제공을 주된 기능으로 한다.

9 일차보건의료(primary health care)의 접근 방법이라고하기 어려운 것은?

① 예방을 중시

② 여러 부문 사이의 협조와 조정 강조

③ 일차진료의사의 역할이 핵심적임

④ 지역 특성에 맞는 사업

⑤ 지역사회 참여를 강조

7 ① 바람직한 보건의료인이 가져야 할 조건으로는 효능성, 효과성, 환자 중심성, 효율성, 형평성과 안전성, 수용성, 시기의 적절성 등이 있다.

   ※ **양질의 보건의료 시비스 요건(Myers)** ⋯ 보건의료 서비스는 그 개념과 내용이 상호작용에 의해 생산, 공급되므로 상호조화를 이루고 적정화되어야 한다. 적정 보건의료서비스의 조건으로는 접근용이성, 질적 적절성, 연속성, 경제적 합리성 등이 있다.

      ㉠ **접근 용이성(Accessibility)** : 보건의료서비스는 필요하면 언제든 언제 어디서 이용할 수 있도록 재정적, 지리적, 사회적 측면에서 주민이 필요한 보건의료서비스를 받는데 장애를 받아서는 안 된다.

      ㉡ **질적 적정성(Quality)** : 보건의료의 의학적 적정성과 보건의료의 사회적 적정성 등이 동시에 달성될 수 있어야 하며, 질적 우수성이 전제가 된다.

      ㉢ **지속성(Continuity)** : 시간적ㆍ지리적으로 상관성을 갖고 적절히 연결되어야 하며, 의료기관들이 유기적인 관계를 갖고 협동적으로 오랫동안 지속되어야 한다.

      ㉣ **효율성(Efficiency)** : 보건의료 목적을 달성하는데 투입되는 자원의 양을 최소화하거나 일정한 자원의 투입으로 최대 목적을 달성할 수 있어야 한다.

8 ① 보건소(보건의료원을 포함)는 시(구가 설치되지 아니한 시)ㆍ군ㆍ구별로 1개소씩 설치한다.

   ② 지역주민의 보건의료를 위하여 특히 필요하다고 인정하는 경우에는 필요한 지역에 보건소를 추가로 설치ㆍ운영할 수 있다(지역보건법 시행령 제8조제1항).

   ③ 보건소는 지방자치단체의 조례가 정하는 바에 따라 전국의 구ㆍ시ㆍ군ㆍ구에 설치되며, 해당 자치단체장의 지휘ㆍ감독을 받는다.

   ④ 보건진료소는 의사가 배치되어 있지 아니하고 계속하여 의사를 배치하기 어려울 것으로 예상되는 의료 취약지역에서 보건진료 전담공무원으로 하여금 의료행위를 하게 하기 위하여 시장ㆍ군수가 설치ㆍ운영하는 보건의료시설을 가리킨다(농어촌 등 보건의료를 위한 특별조치법 제2조).

   ⑤ 보건소와 접근성이 떨어지는 농어촌 및 의료취약지역의 일차 보건의료를 담당하기 위해 보건지소가 설치ㆍ운영된다.

9 ③ 1차 보건의료(Primary Health Care)는 전국민을 대상으로 하는 전체 보건의료 전달체계의 하부 기초 보건의료단위 및 기능을 수행하는 필수적인 보건의료로서 지역사회의 기본적 보건의료 욕구를 충족시켜야 한다. 1차 보건의료는 지역주민이 처음 접촉하는 보건의료사업으로 예방적 기능을 중시한다. 1차보건의료는 일정 지역사회 내에서 보건의료 요원과 주민의 적극적인 참여로 이루어지기 때문에 1차진료의사 역할이 핵심이라 보기는 어렵다.

   ※ **1차 보건의료의 원칙**

      ㉠ 모든 인간에게 쉽고 평등하게 이용이 가능하여야 한다.

      ㉡ 기본적인 건강요구에 기초하여야 한다.

      ㉢ 적극적인 참여와 지속성이 요구된다.

      ㉣ 지불능력에 맞는 의료수가가 적용되어야 한다.

      ㉤ 보편적인 지역의 건강문제가 중심이 된다.

정답 및 해설 7.① 8.①②(복수정답) 9.③

10 병원체가 생존하고 증식하면서 감수성 있는 숙주에 전파 시킬 수 있는 생태적 지위에 해당하는 사람, 동물, 곤충, 흙, 물 등을 말하는 것은 무엇인가?

① 감염원

② 오염원

③ 병원소

④ 개달물

⑤ 매개물

11 레벨과 클라크(Leavell & Clark)의 질병의 자연사 5단계 중 예비적 조치로 악화방지 장해의 제한을 위한 치료를 실시하는 단계는?

① 비병원성기

② 초기병원성기

③ 불현성 감염기

④ 발현성 질환기

⑤ 회복기

10 ③ 병원소란 감염병을 일으키는 병원체가 서식하는 장소를 말한다. 2014년 아프리카를 휩쓴 에볼라 바이러스의 자연계 병원소는 박쥐로 알려져 있으며, 레지오넬라증의 경우 물이 가장 중요한 병원소(감염원)라 알려져 있다.

※ **병원소** … 병원체가 생활, 증식하고 생존하여 질병을 전파할 수 있는 상태로 저장되는 장소를 말한다. 병원소는 인간병원소, 동물병원소, 토양, 곤충 등으로 구분된다.

㉠ 인간 병원소

구분	내용
환자	현성 감염자
무증상 감염자	불현성 감염자
보균자	잠복기, 보균자, 회복기 보균자, 건강 보균자

㉡ 동물 병원소

구분	질병
쥐	페스트, 발진열, 살모넬라증, 와일씨병, 서교증 등
소	결핵, 탄저, 파상열, 살모넬라증
돼지	살모넬라증, 파상열
양	탄저, 파상열, 보툴리즘
새	유행성 일본뇌염, 살모넬라증

㉢ 토양 : 파상풍, 보툴리즘, 구충증 등 아포형성균이 다수

㉣ 곤충

파리	장티푸스, 콜레라, 파라티푸스, 세균성 이질, 폴리오
모기	노염, 말라리아, 사상충, 뎅구열, 황열 등
이	발진티푸스, 재귀열
벼룩	발진열, 페스트

11 ④ Leavelland Clark는 질병이 발생하여 종결될 때까지의 과정을 총 5단계로 구분하였다. 이에 따르면 예비적 조치로 악화방지 장해의 제한을 위한 치료를 실시하는 단계는 4단계인 발현성 질환기이다.

※ Leavelland Clark의 질병의 자연사 5단계

구분	내용
1단계	• 비병원성기 • 숙주의 저항력, 환경요인이 숙주에게 유리하여 건강을 유지하는 단계
2단계	• 조기병원성기 • 병인의 자극형성 단계 숙주의 면역강화
3단계	• 조기질환기 • 병적 변화의 초기 단계, 조기진단 및 조기치료
4단계	• 발현된 질환기 • 임상질환기, 질병치료로 악화방지 및 장애최소화
5단계	• 회복기 • 질병치료 후 재활단계, 재활서비스, 사회복귀훈련

정답 및 해설 10.③ 11.④

12 다음 중 병원관리에서 병상 이용의 효율성을 높이기 위해 숫자를 낮추는 것이 유리한 지표는?

① 병상이용률

② 병상점유율

③ 병상회전율

④ 평균재원일수

⑤ 100병상당 일평균 재원환자 수

13 다음의 내용에서 알 수 있는 공기의 성분은?

> • 성상은 무색, 무미, 무취의 맹독성 가스이며, 비중이 0.976으로 공기보다 가볍고, 불완전 연소시에 발생한다.
> • 헤모글로빈과의 결합력은 산소와 헤모글로빈의 결합력보다 200~300배나 강하다.
> • 이것이 헤모글로빈과 결합해 혈액의 산소운반능력을 상실케 하여 조직의 산소부족 질식사를 초래한다.

① SO_2

② NO_2

③ CO_2

④ CO

⑤ H_2

12 ④ 평균재원일수란 환자가 평균 며칠 동안 입원하고 있는 지를 나타낸 값으로 병상 이용의 효율성을 높이기 위해서는 평균재원일수가 낮은 것이 유리하다.

※ 병원관리 주요 지표

ㄱ 병상이용률
- 환자가 이용할 수 있도록 가동되는 병상이 실제 환자에 의해 이용된 비율을 가리킨다. 병원의 규모를 가장 잘 나타내는 지표로 병원의 투입요소와 밀접한 상관계수를 지닌다.
- 병상이용률(%) = $\dfrac{총 재원일수}{연가동병상수} \times 100$

ㄴ 병원이용률
- 외래, 입원비율에 따라 가중치를 부여한 연외래 환자수와 연입원 환자수를 합한 후 연가동 병상수로 나눈 지표이다. 병원들의 입원환자 대 오래환자 비율이 각기 상이하고 외래환자 진료수익이 총수익에서 차지하는 비중이 크기 때문에 병원 진료서비스의 양이나 투입, 시설의 활용도를 종합적으로 설명하는데 유익한 자료이다.
- 병원이용률(%) = $\dfrac{총 재원일수 + 연외래 환자수 \times \dfrac{외래입원환자 1인 1일당 진료비}{입원환자 1인 1일당 진료비}}{연가동 병상수} \times 100$

ㄷ 병상회전율
- 일정기간 중 병원에서 실제 입원과 퇴원한 환자수를 평균적으로 가동되는 병상 수로 나눈 지표이다. 병상회전율은 병원의 수익성과 밀접한 관련이 있다.
- 병상회전율(회) = $\dfrac{퇴원 실인원수}{연가동 병상 수}$

ㄹ 평균재원일수
- 입원환자의 총재원일수를 입원실인원으로 나누어 계산한 지표를 말한다. 일정기간 동안 입원한 환자가 진료과목 또는 환자종류별로 평균 며칠간 재원했는가를 설명해준다.
- 평균재원일수(일) = $\dfrac{입원 연인원수}{입원 실인원수} = \dfrac{총 재원일수}{(퇴원실인원수 + 입원 실인원수)/2}$

13 ④ 보기의 기체 성분은 일산화탄소(CO)이다.

※ 일산화탄소

ㄱ 무색, 무취, 무미, 무자극의 맹독성 가스이다.

ㄴ 비중이 공기와 거의 같아 혼합되기 쉽다.

ㄷ 혈액 중 헤모글로빈과 결합해 HbCO를 형성하여 인체의 조직에 저산소증을 일으킨다. 이때, CO의 Hb에 대한 결합력은 O_2에 비해 약 250~300배가 강하므로 이것이 Hb의 산소운반 장애와 산소해리 장애를 일으켜 O_2 부족을 초래하는 것이다.

ㄹ CO중독 치료 : 오염원으로부터 신속히 옮겨 안정과 보온을 시키고 인공호흡과 고압산소요법을 시행하기도 한다. 이 경우 5% 정도의 CO_2를 함유한 산소를 흡입하는 것이 효과적이다.

ㅁ HbCO량과 중독증상

구분	증상	구분	증상
10% 이하	무증상	60~70% 이상	의식상실
20% 이상	임상증상 발생	80% 이상	사망
40~50% 이상	두통·허탈		

14 다음 내용은 무엇에 대한 설명인가?

> • 미국의 톰(E. C. Thom)이 1959년에 고안하여 발표한 체감 기후를 나타내는 지수
> • 값을 구하는 공식은 (건구온도℃+습구온도℃)×0.72+40.6
> • 실제로 이 지수는 복사열과 기류가 포함되어 있지 않아 여름철 실내의 무더위 기준으로 사용

① 지적온도

② 불쾌지수

③ 감각온도

④ 체감온도

⑤ 실내 쾌감대

15 교토의정서(Kyoto protocol)채택에 관한 설명으로 옳지 않은 것은?

① 2008~2012년의 5년간 온실가스 배출량을 1990년 배출량 대비 평균 5.2% 감축해야 한다.

② 1997년 12월 일본 교토에서 기후변화협약 제3차 당사국 총회에서 채택되었다.

③ 감축 대상가스는 이산화탄소(CO_2), 아황산가스(SO_2), 메탄(CH_4), 아산화질소(N_2O), 불화탄소(PFC), 수소화불화탄소(HFC), 불화유황(SF_6)등이다.

④ 의무이행 당사국의 감축 이행시 신축성을 허용하기 위하여 배출권거래, 공동이행, 청정개발체제 등의 제도를 도입하였다.

⑤ 지구온난화 규제 및 방지의 국제협약인 기후변화협약의 구체적 이행 방안으로 선진국의 온실가스 감축 목표치를 규정하였다.

16 A 집단에서 흡연과 폐암에 관한 코호트 조사를 한 결과 흡연자 200,000명 중 40명의 폐암환자가 발생하였고, 비흡연자 200,000명 중 4명의 폐암환자가 발생하였다면, 이 연구에서 흡연이 폐암에 미치는 상대위험도는?

① 2

② 4

③ 8

④ 10

⑤ 20

17 다음 내용 설명은 역학적 연구 방법 중 어디에 속하는가?

> • 연구시작 시점에서 과거의 관찰시점으로 거슬러 가서 관찰시점으로부터 연구시점까지의 기간 동안 조사
> • 질병발생 원인과 관련이 있으리라고 의심되는 요소를 갖고 있는 사람들과 갖고 있지 않는 사람들을 구분한 후 기록을 통하여 질병 발생을 찾아내는 방법

① 전향적 코호트연구(prospective cohort study)

② 후향적 코호트연구(retrospective cohort study)

③ 환자 – 대조군 연구(case – control study)

④ 단면조사 연구(cross – sectional study)

⑤ 사례군 연구(case series study)

---

14 ② 보기는 불쾌지수에 대한 설명이다.

※ **불쾌지수(discomfort index)** ··· 불쾌지수는 생활기상지수의 한 종류로 기온과 습도의 조합으로 사람이 느끼는 온도를 표현한 것으로 온습도지수(THI)라고도 불린다. 불쾌감도 개인에 따라 약간의 차이가 있으며, 여름철 실내의 무더위의 기준으로서만 사용되고 있을 뿐, 복사나 바람 조건은 포함되어 있지 않기 때문에 그 적정한 사용에는 한계가 있다는 점에 유의하여야 한다.

15 ③ 교토의정서는 지구 온난화의 규제 및 방지를 위한 국제 기후변화협약의 구체적 이행방안이다. 교토의정서를 비준한 국가는 이산화탄소를 포함한 여섯 종류의 온실 가스의 배출량을 감축하며 배출량을 줄이지 않는 국가에 대해서는 경제적인 측면에서 불리하게 작용될 수 있다. 감축대상은 이산화탄소, 메탄, 아산화질소, 과불화탄소, 수소화불화탄소, 육불화황이며 아황산가스는 대상이 아니다.

16 ④ 담배가 폐암에 미치는 영향을 알기 위한 상대위험비(RR ; Relative Risk)를 알기 위해서 표를 그려보면

구분	폐암	비폐암	합계
흡연	40	199,960	200,000
비흡연	4	199,996	200,000

과 같이 나타난다. 흡연자의 폐암 발병률은 0.4%이며, 비흡연자의 폐암발병률은 0.04%임을 알 수 있다. 또한 비흡연자에 비하여 흡연자 그룹에서 폐암이 발생한 상대위험비는 10배임을 알 수 있다.

17 ② 코호트란 같은 특성을 가진 집단을 의미하며 코호트연구란 특정 인구집단(코호트)을 일정 기간 추적하여 특정 질병에 대한 발생률과 시간경과에 따라 추적 관찰하여 특정 요인에 폭로유무에 따른 질병 발생률을 비교하는 역학적 연구방법을 말한다. 보기는 후향적 코호트연구로 과거의 관찰시점으로 거슬러 가서 관찰 시점으로부터 연구시점까지의 기간 동안 조사를 한다.

정답 및 해설 14.② 15.③ 16.④ 17.②

18 동일한 매개체에 의해 전파되는 감염병으로 묶인 것은?

① 말라리아, 일본뇌염, 사상충증
② 신증후군 출혈열, 뎅기열, 콜레라
③ 황열, 쯔쯔가무시증, 발진열
④ 페스트, 신증후군 출혈열, 일본뇌염
⑤ 발진티푸스, 장티푸스, 파라티푸스

19 한 여성이 일생 동안 여아를 몇 명이나 낳는지를 나타내는 출산력 지표는?

① 보통출생률
② 일반출산율
③ 연령별출산율
④ 합계출산율
⑤ 총재생산율

20 산업재해보상보험 급여의 종류에 대한 설명으로 옳은 것은?

① 요양급여는 업무상 사유로 부상을 당하거나 질병에 걸린 근로자에게 요양으로 취업하지 못한 기간에 대하여 지급
② 장해급여는 근로자가 업무상의 부상 또는 질병으로 진료, 요양을 요하는 경우에 진료비와 요양비를 지급
③ 유족급여는 근로자가 업무상의 사유로 사망했을 경우 유가족에게 연금 또는 일시금 지급
④ 상병보상연금은 근로자가 업무상의 사유로 부상을 당하거나 질병에 걸려 치유된 후 신체 등에 장해가 있는 경우 지급
⑤ 직업재활급여는 요양급여를 받은 자가 치유 이후에도 의학적으로 상시 또는 수시로 간병이 필요한 경우 재활급여비 지급

18 ① 말라리아, 일본뇌염, 사상충증은 모두 모기를 매개체로 한다.
② 신증후군 출혈열은 쥐, 뎅기열은 모기(흰줄숲모기), 콜레라는 오염된 물과 음식물이 매개체이다.
③ 황열은 모기를 매개로 전파되며, 쯔쯔가무시증은 감염된 털진드기의 유충이며 발진열의 경우 쥐벼룩이 매개체이다.
⑤ 발진티푸스는 주로 이(Pediculus humanus corporis)를 매개로 전파되며 이의 대변으로 배설된 균이 구강점막이나 결막 혹은 비말 감염을 통해 전파될 수도 있다. 장티푸스는 장티푸스 환자나 병원체를 보유하고 있는 보균자의 대소변에 오염된 음식물이나 물에 의해 전파가 되고, 파라티푸스는 식수, 식품을 매개로 전파된다.

19 ⑤ 총재생산율(Total Reproduction Rate)은 재생산연령인 15세에서 49세의 여자가 그 연차의 연령별 출생율로 일생동안에 낳는 평균 여아수를 나타낸 값이다.
① 보통출생률이란 총 인구수 대비 1년간 출생자수의 비율을 나타낸다.
② 일반출산율은 총 출생아수를 해당 연도의 가임기 여성인구(15세부터 49세까지)로 나눈 수치를 말한다.
③ 연령별 출산율은 특정한 년도의 가임기 여성 15세부터 49세까지의 모(母)의 연령별 당해 연도의 출생아 수를 당해 연령의 여자인구로 나눈 비율을 말한다.
④ 합계출산율은 여성 1명이 평생 동안 낳을 수 있는 평균 자녀수를 가리킨다.

20 ③ 유족급여는 근로자가 업무상의 사유로 사망한 경우에 유족에게 지급하는 급여를 말하며, 유족보상연금이나 유족보상일시금으로 할 수 있지만 유족보상일시금은 근로자가 사망할 당시 유족보상연금을 받을 수 있는 자격이 있는 자가 없는 경우에 지급이 가능하다(산업재해보상보험법 제62조).
① 요양급여는 근로자가 업무상의 사유로 부상을 당하거나 질병에 걸린 경우에 그 근로자에게 지급하는 급여이다(동법 제40조).
② 장해급여는 근로자가 업무상의 사유로 부상을 당하거나 질병에 걸려 치유된 후 신체 등에 장해가 있는 경우에 그 근로자에게 지급를 말한다(동법 제57조).
④ 상병보상연금이란 요양급여를 받는 근로자가 요양을 시작한 지 2년이 지난 날 이후에 그 부상이나 질병이 치유되지 아니한 상태이며 그 부상이나 질병에 따른 중증요양상태의 정도가 대통령령으로 정하는 중증요양상태등급 기준에 해당하고, 요양으로 인하여 취업하지 못하였을 경우에 휴업급여 대신 그 근로자에게 지급하는 것을 말한다(동법 제66조).
⑤ 직업재활급여는 업무상의 재해가 발생할 당시의 사업에 복귀한 장해급여자에 대하여 사업주가 고용을 유지하거나 직장적응훈련 또는 재활운동을 실시하는 경우에 각각 지급하는 직장복귀지원금, 직장적응훈련비 및 재활운동비 또는 장해급여 또는 진폐보상연금을 받은 자나 장해급여를 받을 것이 명백한 자로서 장해급여자 중 취업을 위하여 직업훈련이 필요한 자에 대하여 실시하는 직업훈련에 드는 비용 및 직업훈련수당을 말한다(동법 제 72조).

정답 및 해설 18.① 19.⑤ 20.③

1 보건복지부에서 제3차 국민건강증진종합계획(Health Plan 2020)을 발표하였다. 주요 내용 중 건강생활 실천 확산 분야로 옳은 것만 묶인 것은?

① 금연, 건강검진

② 암관리, 운동

③ 신체활동, 절주

④ 비만, 정신보건

2 인구증가율을 가장 정확하게 나타낸 것은?

① $\dfrac{출생수}{사망수} \times 100$

② $\dfrac{연말인구 - 연초인구}{연초인구} \times 1,000$

③ $\dfrac{자연증가 - 사회증가}{인구} \times 1,000$

④ $\dfrac{자연증가 + 사회증가}{인구} \times 1,000$

3 건강행위 변화를 위한 보건교육이론 중 '개인차원'의 교육이론이 아닌 것은?

① 건강신념모형(Health Belief Model)

② 프리시드-프로시드 모형(PRECEDE-PROCEED Model)

③ 귀인이론(Attribution Theory)

④ 범이론적 모형(Transtheoretical Model)

4 신맬더스주의를 더욱 발전시켜 인구의 과잉을 식량에게만 국한할 것이 아니라 생활수준에 둠으로써 주어진 여건 속에서 최고의 생활수준을 유지할 때에 실질소득을 최대로 할 수 있다는 적정인구론을 주장한 사람은?

① J.R. Malthus

② Francis Place

③ J. Frank

④ E. Cannan

---

1 건강생활 실천 확산 분야의 중점과제로는 금연, 절주, 운동 및 신체활동, 영양이 있다.

2 인구증가율은 자연증가(출생률−사망률)에 사회증가(전입율−전출율)를 더한 값을 인구로 나누고 1,000을 곱해서 구할 수 있다.

3 ② 프리시드−프로시드 모형은 건강행동과 환경적 요인에 대해 설명한 이론으로 개인차원의 교육이론으로 보기 어렵다.

4 E. Cannan의 적정인구론 ··· 신맬더스주의를 더욱 발전시켜 인구의 과잉을 식량에게만 국한할 것이 아니라 생활수준에 둠으로써 주어진 여건 속에서 최고의 생활수준을 유지할 때에 실질소득을 최대로 할 수 있다는 적정인구론을 주장하였다.

5 다음 중 만성질환의 특징으로 올바르게 기술한 것을 모두 고르면?

> ㉠ 만성질환은 일반적으로 다양한 위험요인이 복잡하게 작용하여 발생한다.
> ㉡ 제2형 당뇨병은 성인형 당뇨병으로 불리며, 주로 인슐린 저항성이 생겨 발생한다.
> ㉢ 본태성 고혈압 환자보다 속발성 고혈압 환자가 더 많다.
> ㉣ 2010년 기준 우리나라 10대 사망원인 1위는 암이다.

① ㉠㉢
② ㉠㉡㉢
③ ㉠㉡㉣
④ ㉠㉡㉢㉣

6 다음 내용으로 알 수 있는 것은?

> 어느 학자의 연구에 의하면 강물을 여과없이 공급하는 것보다 여과하여 공급하는 것이 장티푸스와 같은 수인성 감염병 발생률을 감소시킬 뿐만 아니라 일반 사망률도 감소시킨다는 결과를 가져왔다.

① 밀스-라인케(Mills-Reincke) 현상
② 하인리히(Heinrich) 현상
③ 스노우(Snow) 현상
④ 코흐(Koch) 현상

7 흡연과 폐암과의 관련성을 알아보기 위해 폐암군 100명과 정상군 100명을 조사하여 과거 흡연력에 대해 조사하였다. 이 조사를 통해 흡연과 폐암과의 관계를 밝혀냈다면 이때 사용된 역학적 연구방법은 무엇인가?

① 후향성연구
② 단면연구
③ 전향성연구
④ 사례연구

8 다음 내용으로 알 수 있는 시간적 현상(time factor)은?

- 외국에서 신종 H7N9형 조류 인플루엔자(AI) 감염자가 계속 확산
- 국내 외국 여행객을 통해 국내 반입 가능
- 한국에 조류인플루엔자(AI)가 들어와 돌연 국내에 유행

---

① 추세변화(secular trend)
② 계절변화(seasonal trend)
③ 범발적 변화(pandemic trend)
④ 불규칙변화(irregular trend)

---

5 ⓒ 속발성 고혈압 환자보다 본태성(원인 불명) 고혈압 환자가 더 많다.

6 제시된 내용은 밀스-라인케(Mills-Reincke) 현상에 대한 설명이다.

7 **후향성연구** … 역학조사분류의 한 방법으로 조사내용이 그 시점보다도 과거의 일인 경우 후향성연구에 해당한다.

8 ④ 돌발적 변화
① 장기적 변화
② 계절적 변화
③ 지역적 변화

정답 및 해설 5.③ 6.① 7.① 8.④

9 환자─대조군 연구결과인 다음 표를 이용하여 교차비(odds ratio)를 산출할 때, 계산식으로 옳은 것은?

질병여부 노출여부	환자	비환자	합계
노출	A	D	G
비노출	B	E	H
합계	C	F	I

① A/G−B/H   ② AH/BG

③ AE/BD   ④ AF/CD

10 심한 설사로 탈수 상태와 위 경련 등 전신 증상을 보이고, 동남아시아에서 많이 발병하며, 전파되는 제1군 감염병이자 검역감염병인 질병은?

① 콜레라
② 장티푸스
③ 파라티푸스
④ 장출혈성대장균감염증

11 후천성면역결핍증 또는 그것과 관련된 요인에 대한 설명으로 옳은 것은?

① 한국에서는 동성간 성접촉에 의한 감염자가 이성간 성접촉에 의한 감염자보다 많다.
② 합병증보다는 감염 그 자체가 주 사망원인이다.
③ 차별을 막기 위해 익명 검사(anonymous testing)를 활용할 수 없다.
④ 항HIV제제 병합요법은 HIV의 전파력을 억제시킬 수 있다.

12 유행병 조사의 과정과 주의 사항에 대한 설명으로 옳은 것은?

① 유행병이 발생한 후 유행 여부의 판단과 크기를 측정하여야 한다. 이때 비슷한 질환군이면 동일질환 여부 확인은 중요하지 않다.

② 유행질환을 조사할 때는 먼저 원인 물질이 무엇인지에 대한 분석역학 조사를 시행한 후 차분하게 기술역학 조사를 시행한다.

③ 유행병의 지리적 특성을 파악하는 것은 유행의 원인을 추정하는 데 도움이 되므로 지도에 감염병 환자를 표시하는 점지도(spot map) 작성이 필요하다.

④ 역학조사의 시작은 이미 질병 유행이 모두 일어난 시점에 시작되기 때문에 시간적으로 전향적 조사라는 특성을 가진다.

---

9 교차비(odds ratio)는 상호 대응하는 배타적 두 사건 간의 관계에 활용한다.

교차비를 구하는 공식은 $\dfrac{\text{노출 환자}}{\text{노출 비환자}} \div \dfrac{\text{비노출 환자}}{\text{비노출 비환자}}$ 이다.

10 심한 설사로 탈수 상태와 위경련 등 전신 증상을 보이고, 동남아시아에서 많이 발병하며, 전파되는 제1군 감염병이자 검역감염병인 질병은 콜레라이다.

  ※ **검역감염병** … 콜레라, 페스트, 황열, 중증급성호흡기증후군, 조류인플루엔자 인체감염증, 신종인플루엔자 인체감염증 등

  ※ 2020년 개정 법률에서 콜레라는 제2급감염병에 속하는 감염병이다.

11 ① 우리나라에서는 동성간 성접촉보다 이성간 성접촉에 의한 감염자가 많다.
  ② 감염 그 자체보다는 합병증이 주 사망원인이다.
  ③ 차별을 막기 위해 익명 검사를 활용할 수 있다.

12 ① 비슷한 질환군도 동일질환 여부 확인을 해야 한다.
  ② 기술역학 조사는 추이를 보는 것으로 분석역학 조사와는 다른 분야이다.
  ④ 역학조사는 일반적으로 후향적 조사라는 특성을 가진다.

13 인체의 고온순환(acclimatization) 현상으로 옳지 않은 것은?

① 땀 분비 감소

② 맥박수의 감소

③ 땀의 염분농도 감소

④ 심박출량 증가

14 다음 온실가스 중 온난화지수가 가장 높은 것은?

① 이산화탄소(CO_2)

② 메탄(CH_4)

③ 아산화질소(N_2O)

④ 육불화황(SF_6)

15 다음 중 한국인 영양섭취기준에 대한 설명으로 옳지 않은 것은?

① 평균필요량은 건강한 사람들의 50%에 해당하는 사람들의 1일 필요량을 충족시키는 값이다.

② 권장섭취량은 대다수 사람의 필요 영양섭취량을 말하는 것으로 평균필요량에 2배의 표준편차를 더해서 계산된 수치이다.

③ 충분섭취량은 권장섭취량에 안전한 양을 더한 값이다.

④ 상한섭취량은 인체 건강에 독성이 나타나지 않는 최대 섭취량이다.

16 보건의료체계의 운영을 위한 것으로 기획, 행정, 규제, 법률 제정으로 분류할 수 있는 것은?

① 관리

② 경제적 지원

③ 의료서비스 제공

④ 자원의 조직화

---

13 ① 땀 분비 양은 동일하지만 땀의 염분농도가 감소한다.

14 온난화지수(GWP) ⋯ 단위 질량당 온난화 효과를 지수화한 것으로 이산화탄소가 1이면 메탄은 21, 아산화질소는 310, 육불화황은 23,900이다.

15 ③ 충분섭취량은 필요량에 대한 정확한 값을 알 수 없을 때 역학조사를 통해 건강한 사람들의 먹는 양을 평균적으로 계산한 것이다.

16 ① 보건의료전달체계 중 관리의 세부 내용에 기획, 행정, 규제, 법률 제정이 포함된다.

정답 및 해설 13.① 14.④ 15.③ 16.①

17 상관계수(r)에 관하여 옳지 않은 것은?

① 상관계수는 변수의 선형관계를 나타내는 지표이다.

② r =－1인 때는 역상관이라 하고, 2개의 변수가 관계없음을 의미한다.

③ 상관계수의 범위는 －1 ≤ r ≤ 1이다.

④ r ＝ 1인 경우는 순상관 또는 완전상관이라 한다.

18 식품위해요소중점관리기준(HACCP)에 대한 설명으로 옳지 않은 것은?

① 식품 생산과 소비의 모든 단계의 위해요소를 규명하고 이를 중점관리하기 위한 예방적 차원의 식품위생관리방식이다.

② 국내에 HACCP 의무적용대상 식품군은 없다.

③ HACCP시스템이 효율적으로 가동되기 위해서는 GMP와 SSOP가 선행되어야 한다.

④ 1960년대 미항공우주국(NASA)에서 안전한 우주식량을 만들기 위해 고안한 식품위생관리방법이다

19 다음 보기 중 합계출산율의 개념을 바르게 설명한 것은?

① 해당 지역인구 1,000명당 출생률

② 가임 여성인구(15-49세) 1,000명당 출생률

③ 여성 1명이 가임기간(15-49세) 동안 낳은 평균 여아 수

④ 여성 1명이 가임기간(15-49세) 동안 낳은 평균 자녀 수

20 국제 환경협약에 대한 내용 설명으로 옳은 것은?

① 바젤협약은 유해 폐기물의 수출입과 처리를 규제할 목적으로 맺은 협약

② 기후변화 방지협약은 오존층 파괴 물질인 염화불화탄소의 생산과 사용 규제 목적의 협약

③ 몬트리올 의정서는 지구 온난화를 일으키는 온실가스 배출량을 억제하기 위한 협약

④ 람사협약은 폐기물의 해양투기로 인한 해양오염 방지를 위한 국제협약

17 ② r=-1인 때는 역상관이라 하고, 2개의 변수가 음의 상관관계에 있음을 의미한다.

18 식품안전관리인증기준 대상 식품〈식품위생법 시행규칙 제62조〉
   ㉠ 수산가공식품류의 어육가공품류 중 어묵·어육소시지
   ㉡ 기타수산물가공품 중 냉동 어류·연체류·조미가공품
   ㉢ 냉동식품 중 피자류·만두류·면류
   ㉣ 과자류, 빵류 또는 떡류 중 과자·캔디류·빵류·떡류
   ㉤ 빙과류 중 빙과
   ㉥ 음료류[다류(茶類) 및 커피류는 제외한다]
   ㉦ 레토르트식품
   ㉧ 절임류 또는 조림류의 김치류 중 김치(배추를 주원료로 하여 절임, 양념혼합과정 등을 거쳐 이를 발효시킨 것이거나 발효시키지 아니한 것 또는 이를 가공한 것에 한한다)
   ㉨ 코코아가공품 또는 초콜릿류 중 초콜릿류
   ㉩ 면류 중 유탕면 또는 곡분, 전분, 전분질원료 등을 주원료로 반죽하여 손이나 기계 따위로 면을 뽑아내거나 자른 국수로서 생면·숙면·건면
   ㉾ 특수용도식품
   ㉿ 즉석섭취·편의식품류 중 즉석섭취식품
   ㊀ 즉석섭취·편의식품류의 즉석조리식품 중 순대
   ㊁ 식품제조·가공업의 영업소 중 전년도 총 매출액이 100억 원 이상인 영업소에서 제조·가공하는 식품

19 합계출산율은 출산력을 나타내는 국제적인 지표이다.
   ① 조출생률
   ② 일반 출산율
   ③ 총재생산율

20 ② 기후변화 방지협약은 지구 온난화를 일으키는 온실가스 배출량을 억제하기 위한 협약이다.
   ③ 몬트리올 의정서는 오존층 파괴 물질인 염화불화탄소의 생산과 사용 규제 목적의 협약이다.
   ④ 람사협약은 습지대 보호와 관련된 협약이다.

정답 및 해설 17.② 18.② 19.④ 20.①

1 보건복지부에서 발표한 제3차 국민건강증진종합계획(Health Plan 2020)의 사업 분야 중 안전 환경보건 분야의 내용으로 옳지 않은 것은?

① 손상예방　　　　　　　　　　② 환경영향평가
③ 식품정책　　　　　　　　　　④ 건강영향평가

2 비례사망지수(proportional mortality indicator, PMI)에 대한 설명으로 옳지 않은 것은?

① 보건환경이 양호한 선진국에서는 비례사망지수가 높다.
② 연간 총 사망자 수에 대한 그 해 50세 이상의 사망자 수의 비율이다.
③ 국가간 보건수준을 비교하는 지표로 사용된다.
④ 비례사망지수가 높은 것은 평균수명이 낮은 것을 의미한다.

3 물 속의 유기물질 등이 산화제에 의해 화학적으로 분해될 때 소비되는 산소량으로, 폐수나 유독물질이 포함된 공장폐수의 오염도를 알기 위해 사용하는 것은?

① 용존산소량(DO)
② 생물화학적 산소요구량(BOD)
③ 부유물질량(SS)
④ 화학적 산소요구량(COD)

1 HP 2020의 사업 분야

㉠ **건강생활 실천의 확산 분야**
- 생활습관이 만성퇴행성 질환의 발병 및 경과와 밀접한 연관이 있으므로 오늘날에는 건강의 가장 중요한 근원적 결정요인임
- 건강생활습관 중에서 만성질환과 관련성이 높은 금연, 절주, 운동 및 영양 등이 중점과제임

㉡ **예방 중심의 상병 관리 분야**
- 현재 유병률이 높거나, 조기사망의 원인이면서 예방관리를 통하여 유병률을 낮추고 조기사망을 낮출 수 있는 질환에 대한 예방적 관리 분야임
- 만성질환 관련 중점과제로 암, 뇌혈관 질환, 심혈관질환, 고혈압, 고지혈증, 당뇨, 비만, 정신보건, 구강보건 등이 있음
- 또한 신종전염병이 새로이 발생하므로, 감염질환과 관련하여 예방접종, 방역대책 등의 체제를 갖추는 것이 필요하며, 지속적으로 유병률이 높으면서 전염이 우려되는 결핵과 에이즈도 중점과제로 선정

㉢ **환경 보건 관리** : 보건의료와 관련된 사회적·물리적 환경 관리 분야로서 식중독 등 식품안전, 손상예방, 그리고 건강영향평가 등이 중점과제로 선정

㉣ **인구집단별 건강관리**
- 생애주기별 구분에 따라 모성, 영유아, 노인인구 집단이 중점과제로 포함되는 한편, setting별 구분에 따라 비교적 공통적 건강문제를 갖고 있으며, 접근이 용이한 대상 집단(근로자, 학생 등)이 포함
- 한편, 총괄적 목표인 '형평성 제고'를 위해서 다문화가정, 취약가정을 주 대상으로 하는 방문보건, 장애인 등 취약계층이 포함

㉤ **사업체계의 확충 및 효과적 관리** : 여러 가지 건강관리사업의 추진을 위한 수단의 효과적 시행을 위한 계획으로서 사업 운영체계, 정보통계, 평가, 재정 등을 포함

2 ④ 비례사망지수(PMI)는 연간 총 사망자수에 대한 50세 이상의 사망자수를 퍼센트(%)로 표시한 지수로, 비례사망지수가 높은 것은 건강수준이 좋음을 의미한다.

3 화학적 산소요구량은 물속의 유기물질 등이 산화제에 의해 화학적으로 분해될 때 소비되는 산소량으로, 폐수나 유독물질이 포함된 공장폐수의 오염도를 알기 위해 사용한다.

정답 및 해설 1.② 2.④ 3.④

4 Leavell과 Clark 교수의 질병예방 활동에서 40세 이상 여성을 대상으로 유방암 검진을 위한 유방조영술(mammography)을 시행한 것은 몇 차 예방인가?

① 일차예방　　　　　　　　　　　② 이차예방

③ 삼차예방　　　　　　　　　　　④ 사차예방

5 다음 중 영아사망과 신생아사망 지표에 대한 설명으로 옳은 것은?

① 영아후기사망은 선천적인 문제로, 예방이 불가능하다.

② 영아사망률과 신생아사망률은 저개발국가일수록 차이가 적다.

③ α-index가 1에 가까울수록 영유아 보건 수준이 낮음을 의미한다.

④ 영아사망은 보건관리를 통해 예방 가능하며 영아사망률은 각 국가 보건수준의 대표적 지표이다.

6 인구집단을 대상으로 건강관련 문제를 연구하기 위한 단면 연구(cross-sectional study)에 대한 설명으로 옳은 것은?

① 병원 또는 임상시험 연구기관 등에서 새로운 치료제나 중재 방법의 효과를 검증하는 방법이다.

② 장기간 관찰로 추적이 불가능한 대상자가 많아지면 연구를 실패할 가능성이 있다.

③ 코호트연구(cohort study)에 비하여 시간과 경비가 절감되어 효율적이다.

④ 적합한 대조군의 선정이 어렵다.

7 보건교육 방법 중 참가자가 많을 때 여러 개 분단으로 나누어 토의한 후 다시 전체 회의를 통해 종합하는 방법으로 진행하는 것은?

① 집단토의(group discussion)

② 패널토의(panel discussion)

③ 버즈세션(buzz session)

④ 심포지엄(symposium)

4 Leavell과 Clark 교수의 질병예방 활동

질병의 과정	무병기	전병기	증병기	진병기	정병기
	I	II	III	IV	V
예비적 조치	적극적 예방 환경위생 건강증진	소극적 예방 특수예방 예방접종	중증의 예방 조기진단, 치료 집단검진	집단과 치료	무능력의 예방 재활 사회생활 복귀
예방차원	1차적 예방		2차적 예방		3차적 예방

5 ① 영아후기사망은 환경적 문제의 비중이 더 크므로 어느 정도 예방 가능하다.
② 영아사망률과 신생아사망률은 저개발국가일수록 차이가 크다.
③ α-index는 생후 1년 미만의 사망수(영아사망수)를 생후 28일 미만의 사망수(신생아사망수)로 나눈 값이다.
유아사망의 원인이 선천적 원인만이라면 값은 1에 가깝다.

6 횡단적 단면연구(cross-sectional study)
㉠ 개념 : 여러 가지 생활의 단계나 상이한 환경에 있는 사람들에 관한 자료를 모으기 위하여 어느 시점에서 다양한 모집단을 검토하는 방법이다. 이러한 방법은 발전과정과 변화하는 환경의 영향을 관찰하기 위하여 시간이 흐름에 따라 집단을 조사하는 종단적 연구(longitudinal studies)와는 대조된다.
㉡ 장점 : 신속하며 변화하는 자원이나 연구 팀에 의존하지 않고 시간의 경과로부터 초래되는 외생적 변수를 감소시킨다.
㉢ 단점 : 불리한 점은 변동에 대해서는 어떠한 설명도 할 수 없다.

7 버즈세션 … 전체구성원을 4~6명의 소그룹으로 나누고 각각의 소그룹이 개별적인 토의를 벌인 뒤 각 그룹의 결론을 패널형식으로 토론하고 최후의 리더가 전체적인 결론을 내리는 토의법이다. 많은 사람이 시간이 별로 걸리지 않는 회의나 토론을 해야 할 때 주로 사용한다.

정답 및 해설 4.② 5.④ 6.③ 7.③

8 「학교보건법 시행령」상 보건교사의 직무내용으로 보기 어려운 것은?

① 학교보건계획의 수립

② 학교 환경위생의 유지, 관리 및 개선에 관한 사항

③ 학교 및 교직원의 건강진단과 건강평가

④ 각종 질병의 예방처치 및 보건지도

9 강도율에 대한 설명 중 옳지 않은 것은?

① 산업재해의 경중을 알기 위해 사용

② 근로시간 1,000시간당 발생한 근로손실일수

③ 인적 요인보다는 환경적 요인으로 발생되는 재해를 측정

④ 근로손실일수를 계산할 때, 사망 및 영구 전노동불능은 7,500일로 계산

10 정수방법 중 여과법에 대한 설명으로 옳은 것은?

① 완속여과의 여과속도는 3m/day이고, 급속여과의 여과속도는 120m/day 정도이다.

② 급속여과의 생물막 제거법은 사면교체이고, 완속여과의 생물막 제거법은 역류세척이다.

③ 원수의 탁도·색도가 높을 때는 완속여과가 효과적이다.

④ 완속여과에 비해 급속여과의 경상비가 적게 든다.

11 당뇨환자를 발견하기 위한 집단검진으로 공복 시 혈당검사를 하려고 한다. 검사의 정확도 (Validity)를 높이기 위하여 혈당측정 검사도구가 갖추어야 할 조건은?

① 높은 감수성(susceptibility)

② 높은 민감도(sensitivity)

③ 낮은 양성예측도(positive predictive value)

④ 낮은 특이도(specificity)

8 보건교사의 직무〈학교보건법 시행령 제23조 제3항 제1호〉

ⓐ 학교보건계획의 수립

ⓑ 학교 환경위생의 유지·관리 및 개선에 관한 사항

ⓒ 학생과 교직원에 대한 건강진단의 준비와 실시에 관한 협조

ⓓ 각종 질병의 예방처치 및 보건지도

ⓔ 학생과 교직원의 건강관찰과 학교의사의 건강상담, 건강평가 등의 실시에 관한 협조

ⓕ 신체가 허약한 학생에 대한 보건지도

ⓖ 보건지도를 위한 학생가정 방문

ⓗ 교사의 보건교육 협조와 필요시의 보건교육

ⓘ 보건실의 시설·설비 및 약품 등의 관리

ⓙ 보건교육자료의 수집·관리

ⓚ 학생건강기록부의 관리

ⓛ 다음의 **의료행위**(간호사 면허를 가진 사람만 해당한다)

•외상 등 흔히 볼 수 있는 환자의 치료

•응급을 요하는 자에 대한 응급처치

•부상과 질병의 악화를 방지하기 위한 처치

•건강진단결과 발견된 질병자의 요양지도 및 관리

•위의 의료행위에 따르는 의약품 투여

ⓜ 그 밖에 학교의 보건관리

9 **강도율** … 재해발생률을 표시하는 방법 중 하나로, 재해규모의 정도를 표시한다. 1000 근로시간당의 근로손실일수를 나타낸 것으로, 총근로손실일수÷총근로시간수×1000의 식으로 산출한다. 소수점 이하 세 자리에서 반올림하여 구하는데, 수치가 낮으면 중상재해가 적고 높으면 중상재해가 많음을 뜻한다.

10 ② 급속여과의 생물막 제거법은 역류세척이고, 완속여과의 생물막 제거법은 사면교체이다.

③ 원수의 탁도·색도가 높을 때는 급속여과가 효과적이다.

④ 급속여과는 건설비는 적게 들지만 경상비가 많이 들고, 완속여과는 건설비는 많이 들지만 경상비가 적게 든다.

11 ② 민감도는 병이 있는 사람을 병이 있다고 판정할 수 있는 능력이다. 검사의 정확도를 높이기 위해서는 혈당측정 검사도구가 높은 민감도를 갖추어야 한다.

12 사회보험과 민간보험을 비교한 것이다. ㉠~㉣을 올바른 내용으로 나열한 것은?

구분	민간보험	사회보험
목적	개인적 필요에 따른 보장	기본적 수준 보장
가입방식	㉠	㉡
수급권	㉢	㉣
보험료 부담방식	주로 정액제	주로 정률제

	㉠	㉡	㉢	㉣
①	임의가입	강제가입	법적 수급권	계약적 수급권
②	임의가입	강제가입	계약적 수급권	법적 수급권
③	강제가입	임의가입	계약적 수급권	법적 수급권
④	강제가입	임의가입	법적 수급권	계약적 수급권

13 국민의료비에 관한 설명 중 옳은 것은?

① 보건의료와 관련하여, 소비하고 투자한 총 지출을 의미한다.
② 국제비교를 위하여 직접 조사를 통해 얻어지는 수치이다.
③ 의료비 지출이 증가하면 후생수준도 반드시 높아진다.
④ 국민의료비를 산출할 때, 개인의료비는 제외된다.

14 「지역보건법」상 보건소의 기능 및 업무 중 지역주민의 건강증진과 질병예방·관리를 위한 지역보건의료서비스 제공에 대한 내용으로 옳지 않은 것은?

① 감염병의 예방 및 관리
② 모성과 영유아의 건강유지·증진
③ 건강보험에 관한 사항
④ 정신건강증진 및 생명존중에 관한 사항

12 민간보험과 사회보험

구분	민간보험	사회보험
목적	개인적 필요에 따른 보장	기본적 수준 보장
가입방식	임의가입	강제가입
수급권	계약적 수급권	법적 수급권
보험료 부담방식	주로 정액제	주로 정률제

13 ② 국제비교에는 경상의료비를 사용한다.
　③ 의료비 지출이 증가한다고 후생수준도 반드시 높아지는 것은 아니다.
　④ 국민의료비는 개인의료비, 집합보건의료비, 자본형성으로 구성된다.
　※ **국민의료비** … 한 나라 국민이 한 해 동안 보건의료를 위해 지출하는 화폐적 지출의 총합으로 의료서비스 및 재화, 공중보건 및 예방프로그램, 그리고 행정에 대한 공공재원 및 민간재원(가구포함) 지출을 포함한다.

14 보건소의 기능 및 업무〈지역보건법 제11조 제1항〉
　㉠ 건강 친화적인 지역사회 여건의 조성
　㉡ 지역보건의료정책의 기획, 조사 · 연구 및 평가
　㉢ 보건의료인 및 「보건의료기본법」에 따른 보건의료기관 등에 대한 지도 · 관리 · 육성과 국민보건 향상을 위한 지도 · 관리
　㉣ 보건의료 관련기관 · 단체, 학교, 직장 등과의 협력체계 구축
　㉤ 지역주민의 건강증진 및 질병예방 · 관리를 위한 다음 각 목의 지역보건의료서비스의 제공
　•국민건강증진 · 구강건강 · 영양관리사업 및 보건교육
　•감염병의 예방 및 관리
　•모성과 영유아의 건강유지 · 증진
　•여성 · 노인 · 장애인 등 보건의료 취약계층의 건강유지 · 증진
　•정신건강증진 및 생명존중에 관한 사항
　•지역주민에 대한 진료, 건강검진 및 만성질환 등의 질병관리에 관한 사항
　•가정 및 사회복지시설 등을 방문하여 행하는 보건의료 및 건강관리사업

15 다음과 같은 인구구조를 가진 지역사회의 노년부양비는?

연령별 인구수	
• 0~14세 : 300명	• 15~44세 : 600명
• 45~64세 : 400명	• 65~74세 : 90명
• 75세 이상 : 30명	

① 20.0%

② 13.3%

③ 12.0%

④ 9.23%

16 근로자에 대한 건강진단 결과의 건강관리구분 판정기준에 대한 설명으로 옳지 않은 것은?

① A : 정상자

② R : 질환의심자

③ D1 : 직업병 유소견자

④ C2 : 직업병 요관찰자

17 「학교보건법 시행규칙」상 교실 내 환경요건에 적합하지 않은 것은?

① 조도 – 책상면 기준으로 200Lux

② 1인당 환기량 – 시간당 25m^3

③ 습도 – 비교습도 50%

④ 온도 – 난방온도 섭씨 20도

18 다음 중 식중독을 일으키는 식품과 원인물질이 맞게 짝지어진 것은?

① 고사리 – 아미그달린

② 청매 – 솔라닌

③ 목화 – 프타퀼로시드

④ 독미나리 – 시쿠톡신

---

15 노년부양비는 생산가능인구 100명이 부담해야 하는 65세 이상 인구의 수를 의미한다.
노년부양비＝(고령인구/생산가능인구)×100으로 구한다.
따라서 $\frac{(90+30)}{(600+400)} \times 100 = \frac{120}{1000} \times 100 = 12\%$ 이다.

16 ④ C2는 일반질병 요관찰자이다.

17 ① 교실의 조명도는 책상면을 기준으로 300Lux 이상이 되도록 해야 한다<학교보건법 시행규칙 별표2>.

18 ① 아미그달린은 살구씨와 복숭아씨 속에 들어 있는 성분이다.
② 솔라닌은 감자에 함유된 독성물질이다.
③ 프타퀼로사이드는 고사리에 들어 있는 성분이다.

정답 및 해설 15.③ 16.④ 17.① 18.④

19 다음 중 감마 글로불린(γ-globulin) 또는 항독소(antitoxin) 등의 인공제제를 주입하여 생긴 면역은?

① 인공피동면역(artificial passive immunity)

② 인공능동면역(artificial active immunity)

③ 자연피동면역(natural passive immunity)

④ 자연능동면역(natural active immunity)

20 보건소의 지리적 접근도가 낮아 주민들의 보건소 이용률이 감소하였다. 중앙정부의 재정적 지원으로 보건지소를 설치하여 취약지역 주민에 대한 보건서비스를 강화하였다면 이는 SWOT분석에서 무슨 전략인가?

① SO전략(strength-opportunity strategy)

② WO전략(weakness-opportunity strategy)

③ ST전략(strength-threat strategy)

④ WT전략(weakness-threat strategy)

19 면역의 종류

   ⊙ **선천적 면역** : 선천적으로 체내에 그 병에 대한 저항성을 가지고 있는 상태

   ⊙ **인공능동면역** : 예방접종을 통해 항체를 형성하는 것(백신, 톡소이드)

   ⊙ **인공수동(피동)면역** : 이물질에 노출 없이 감마글로블린 주사로 항체를 공급받는 것

   ⊙ **자연능동면역** : 질병을 앓고 난 후 면역을 획득하는 것

   ⊙ **자연수동(피동)면역** : 태아가 태반을 통해 모체로부터 항체를 획득하는 것

20 ② 지리적 약점을 보완하여 보건서비스를 강화하였으므로 WO전략에 해당한다.

   ※ SWOT 분석 … 내부 환경과 외부 환경을 분석하여 강점(strength), 약점(weakness), 기회(opportunity), 위협
(threat) 요인을 규정하고 이를 토대로 경영 전략을 수립하는 기법

     ⊙ SO전략(강점-기회 전략) : 강점을 살려 기회를 포착

     ⊙ ST전략(강점-위협 전략) : 강점을 살려 위협을 회피

     ⊙ WO전략(약점-기회 전략) : 약점을 보완하여 기회를 포착

     ⊙ WT전략(약점-위협 전략) : 약점을 보완하여 위협을 회피

정답 및 해설 19.① 20.②

1 우리나라의 공중보건 및 의료제도를 규정하는 다양한 법 가운데 가장 최근에 제정된 법은?

① 보건소법
② 공공보건의료에 관한 법률
③ 농어촌 등 보건의료를 위한 특별조치법
④ 국민건강증진법

2 다음 코호트 연구(Cohort study)에서 상대위험도(relative risk)는?

(단위 : 명)

고혈압	질병		계
	뇌졸중 걸림	뇌졸중 안 걸림	
고혈압 상태 계속	80	4,920	5,000
정상혈압	20	4,980	5,000
계	100	9,900	10,000

① 0.25
② 0.99
③ 4
④ 1

3 질병 발생이 어떤 요인과 연관되어 있는지 그 인과관계를 추론하는 것은 매우 중요하다. 다음 〈보기〉에서 의미하는 인과관계는?

〈보기〉

서로 다른 지역에서 다른 연구자가 동일한 가설에 대하여 서로 다른 방법으로 연구하였음에도 같은 결론에 이르렀다.

---

① 연관성의 강도   ② 생물학적 설명 가능성

③ 실험적 입증   ④ 연관성의 일관성

---

1 보건소법(1956년) → 농어촌 등 보건의료를 위한 특별조치법(1980년) → 국민건강증진법(1995년) → 공공보건의료에 관한 법률(2000년)

2
$$\text{상대위험도} = \frac{\text{질병요인 있는 집단에서의 질병 발생률}}{\text{질병요인 없는 집단에서의 질병 발생률}} = \frac{\dfrac{80}{5,000}}{\dfrac{20}{5,000}} = 4$$

3 연관성의 강도와 일관성
- ⊙ 강도 : 연관성의 강도는 연관성의 크기로, 두 변수 간에 연관성이 크다는 것은 인과관계를 주장하는데 충분한 조건이 될 수는 없지만 그 정도가 커지면 인과관계의 가능성이 높아진다.
- ⓒ 일관성 : 연관성의 일관성은 서로 다른 상황에서 이루어진 여러 연구에서 두 변수 간 연관관계에서 일관성이 있다면 그 관계가 인과적인 관계일 가능성이 높아진다.
- ※ 연관성이 인과적인지를 판단하는 기준
  - ㉠ 시간적 선후관계
  - ㉡ 연관성의 강도
  - ㉢ 용량-반응 관계
  - ㉣ 결과의 반복성
  - ㉤ 생물학적 개연성
  - ㉥ 다른 가능한 해석에 대한 고려
  - ㉦ 실험적 입증
  - ㉧ 기존 지식과의 일치
  - ㉨ 연관성의 특이성
  - ㉩ 연관성의 일관성

정답 및 해설 1.②   2.③   3.④

4 산업재해의 정도를 분석하는 여러 지표 중 '연근로시간 100만 시간당 몇 건의 재해가 발생하였는가'를 나타내는 지표는?

① 강도율
② 도수율
③ 평균손실일수
④ 건수율

5 다음 〈보기〉에서 설명하는 수인성 감염질환으로 가장 옳은 것은?

〈보기〉
• 적은 수의 세균으로 감염이 가능하여 음식 내 증식 과정 없이 집단 발병이 가능하다.
• 최근 HACCP(위해요소 중점 관리기준) 도입 등 급식위생 개선으로 감소하고 있다.

① 콜레라
② 장티푸스
③ 세균성이질
④ 장출혈성대장균감염증

6 식품의 변질 방지를 위하여 사용하는 저장법 중 가열법과 가장 거리가 먼 것은?

① 저온 살균법
② 고온 단시간 살균법
③ 초 고온법
④ 훈연법

7 다음은 감염병의 중증도에 따른 분류이다. 이때, 수식 '[(B+C+D+E) / (A+B+C+D+E)]×100'에 의해 산출되는 지표는?

				총 감수성자(N)
감염(A+B+C+D+E)				
불현성감염(A)	**현성감염(B+C+D+E)**			
	경미한 증상(B)	중증도 증상(C)	심각한 증상(D)	사망(E)

① 감염력(infectivity)
② 이차발병률(secondary attack rate)
③ 병원력(pathogenicity)
④ 치명률(case fatality rate)

---

4 ② 도수율 $= \dfrac{\text{재해건수}}{\text{총근로시간수}} \times 1,000,000$

① 강도율 $= \dfrac{\text{총근로손실일수}}{\text{총근로시간수}} \times 1,000$

③ 평균손실일수 $= \dfrac{\text{손실작업일수}}{\text{재해건수}}$

④ 건수율 $= \dfrac{\text{재해건수}}{\text{평균작업자수}} \times 1,000$

5 **세균성이질** ⋯ 시겔라(Shigella) 균에 의한 장관계 급성 감염성 질환으로 제1군 감염병이다. 환자 또는 보균자가 배출한 대변을 통해 구강으로 감염되며, 매우 적은 양(10~100개)의 세균으로도 감염을 일으킨다.
※ 2020개정된 법령에서 세균성 이질은 제2급감염병이다.

6 ④ **훈연법** : 식품에 훈연을 하여 특유의 풍미와 보존성을 주는 가공법
① **저온 살균법** : 60℃의 가열온도에서 30분간 열처리하는 재래적인 저온 장시간 살균법
② **고온 단시간 살균법**(순간 고온 살균법) : 72~75℃에서 15~20초 가열처리하여 병원성균을 사멸시키는 방법
③ **초 고온 살균법** : 130~135℃에서 수 초 동안 가열하여 미생물을 사멸시키는 방법

7 **병원력**(pathogenicity) ⋯ 숙주에게 감염되어 알아볼 수 있는 질병을 일으키는 능력으로 병원체의 증식속도, 증식하면서 나타난 숙주세포의 영향, 독소생성의 정도 등이다. 전체 감염자 중 현성감염자의 비율로 구한다.

정답 및 해설 4.② 5.③ 6.④ 7.③

8 다음 중 생명표(life table)에 대한 설명으로 가장 옳지 않은 것은?

① 생명표란 미래 사회변화를 예측하여 태어날 출생 집단의 규모를 예측하고, 몇 세까지 생존하는지를 정리한 표이다.

② 생명표는 보험료율, 인명피해 보상비 산정과 장래 인구 추계에도 활용된다.

③ 생명표는 보건·의료정책 수립 및 국가 간 경제, 사회, 보건 수준에 대한 비교자료로도 활용될 수 있다.

④ 생명표는 추계인구, 주민등록연앙인구, 사망신고자료 등을 토대로 산정하게 된다.

9 만성질환은 발생률 감소, 유병률 감소, 장애 감소 등 모든 단계에 걸치는 포괄적인 예방이 중요하다. 다음 영양과 관련된 만성질환의 예방 사례 중 '이차예방'에 해당하는 것은?

① 심혈관질환 가족력이 있는 사람들의 콜레스테롤 선별검사

② 신장병 환자의 합병증 예방을 위한 영양 의학적 치료

③ 지역 성인교육센터의 영양 강좌

④ 직장 점심식사에서 저지방식 제공

10 오존층의 파괴로 가장 많이 증가하는 것으로 알려져 있는 질병은?

① 알레르기천식

② 폐암

③ 백혈병

④ 피부암

11 다음 〈보기〉에서 설명하는 먹는 물 수질 검사항목으로 가장 옳은 것은?

〈보기〉

값이 높을 경우 유기성 물질이 오염된 후 시간이 얼마 경과하지 않은 것을 의미하며, 분변의 오염을 의심할 수 있는 지표이다.

① 수소이온   ② 염소이온
③ 질산성 질소   ④ 암모니아성 질소

---

8 ① 생명표(life table)는 현재와 같은 사망 수준이 계속된다는 가정 하에서 특정 연령대의 사람이 몇 년을 더 살 수 있는지 보여주는 것이다.

9 ① 2차 예방   ② 3차 예방 ③④ 1차 예방
※ 예방활동
    ㉠ 1차 예방 : 숙주의 감수성을 변화시키거나 감수성이 있는 사람들이 위험인자에 폭로되는 기회를 경감시킴으로써 질병의 발생을 미연에 방지하는 것을 목적으로 한다. 건강증진과 특이적 예방이 있다.
    ㉡ 2차 예방 : 환자의 조기발견과 조기치료를 그 내용으로 한다. 많은 만성질환에 있어서 이환을 완전하게 저지하기 어렵기 때문에 2차 예방에 중점을 두게 된다.
    ㉢ 3차 예방 : 발증한 질환의 악화를 방지하고 기능장해가 남지 않도록 임상적 대책을 마련하는 능력저하 방지와 사회복귀가 가능하도록 하기 위한 재활의 단계가 있다.

10 오존층이 파괴되면서 자외선이 그대로 지표에 도달하여 사람들에게 피부암, 백내장, 면역 결핍증 등을 유발시킨다.

11 ④ 암모니아성 질소는 주로 동물의 배설물이 원인이며, 그 자체는 위생상 무해이지만 병원성 미생물을 많이 수반할 염려가 있기 때문에 음료수의 수질 기준(0.5mg/L를 넘지 않아야 함)에 포함되고 있다.

정답 및 해설   8.①   9.①   10.④   11.④

12 다음 중 보통 광물질의 용융이나 산화 등의 화학반응에서 증발한 가스가 대기 중에서 응축하여 생기는 0.001~1μm의 고체입자는?

① 분진(dust)
② 훈연(fume)
③ 매연(smoke)
④ 액적(mist)

13 다음 감염병 중 모기를 매개체로 한 감염병으로 옳지 않은 것은?

① 뎅기열
② 황열
③ 웨스트나일열
④ 발신열

14 우리나라는 아직도 연간 결핵감염률이 높은 후진국형 모습에서 벗어나지 못하고 있다. 폐결핵의 특성에 대한 설명으로 가장 옳지 않은 것은?

① 결핵균은 환자가 기침할 때 호흡기 비말과 함께 나오며, 비말의 수분 성분이 마르면 공기매개 전파의 가능성은 거의 없다.
② 환자관리를 위해서 객담도말양성은 결핵전파의 중요한 지표이지만, 민감도가 50% 미만으로 낮은 단점이 있다.
③ 대부분의 2차 전파는 치료 전에 이루어지며, 일단 약물 치료를 시작하면 급격히 감염력이 떨어진다.
④ 결핵균에 감염이 되면 약 10%는 발병하고 90%는 잠재감염으로 남게 되며, 폐결핵이 발병해도 초기에는 비특이적 증상으로 조기발견이 어렵다.

15 서울특별시는 '대사증후군 오락(5樂) 프로젝트'를 통해 건강생활 실천과 질병을 예방하고자 하는 사업을 추진 중이다. 다음 중 대사증후군의 진단기준으로 옳지 않은 것은?

① 허리둘레
② 지방간
③ 고혈당
④ 중성지방

16 다음 전리방사선 중 인체의 투과력이 가장 약한 것은?

① 알파선   ② 베타선

③ 감마선   ④ 엑스선

---

12 대기오염물질

ⓐ **입자상물질** : 입자크기가 $1\mu m$에서 $100\mu m$ 정도의 먼지(dust), $0.03\mu m$에서 $0.3\mu m$의 납산화물입자인 훈연(fume)과 $0.5\mu m$에서 $3\mu m$의 액체입자인 미스트(mist), 크기가 $0.01\mu m$의 매연(smoke)과 $1\mu m$의 검댕(soot) 등이 있다.

ⓑ **가스상물질** : 가스상물질은 연소, 분해, 화학반응 등에서 발생되는 일산화탄소(CO), 아황산가스(SO_2), 질소산화물(NOx), 암모니아(NH_3), 염화수소(HCl), 염소(Cl_2), 포름알데하이드(HCHO), 플루오르(F_2), 다이옥신(dioxin), 휘발성 유기화학물질(VOCs) 등이 있다.

13 ④ 발진열은 동양쥐벼룩을 통해 전염되며 리케치아균이 섞인 벼룩의 분변이 벼룩이 물어서 생긴 병변을 오염시켜 감염되는 리케치아 감염병의 일종이다.

14 ① 결핵은 결핵균을 보유한 환자가 기침을 할 때 공기 중으로 균이 포함된 비말핵(기침이나 재채기를 할 때 나온 작은 분비물에서 수분이 증발한 상태)을 배출하고, 주위 사람들이 이 공기로 숨을 쉴 때 그 비말핵이 폐로 들어가면서 결핵균이 감염된다.

15 대사증후군 오락(5樂) 프로젝트는 건강의 위험요소 5가지인 허리둘레, 혈압, 혈당, 중성지방, 좋은 콜레스테롤 (HDL) 체크를 통해 건강생활을 실천하고 질병을 예방하고자 하는 서울시의 건강체크 사업이다.

16 ① 알파선은 주로 자연에 존재하는 방사선 물질로부터 방출되는데, 투과력이 아주 약해 간단히 차단할 수 있다.

정답 및 해설 12.② 13.④ 14.① 15.② 16.①

17 다음 〈보기〉에서 설명하고 있는 기관은?

> 〈보기〉
> • 도시 취약지역 주민의 보건의료서비스 필요를 충족시키기 위함
> • 「지역보건법 시행령」 제11조에 따라 지방자치단체의 조례로 읍·면·동마다 1개씩 설치 가능(보건소가 설치된 읍·면·동은 제외)
> • 진료수행은 불가하며, 질병예방 및 건강증진을 위해 지역에 특화된 통합건강증진사업으로 추진
> • 기획단계부터 건강문제를 해결하는 주체로서 지역주민의 참여를 통해 운영

① 보건지소

② 보건진료소

③ 보건의료원

④ 건강생활지원센터

18 다음 중 신생아가 모유 수유를 통해서 얻을 수 있는 면역의 형태로 옳은 것은?

① 자연능동면역

② 인공능동면역

③ 자연수동면역

④ 인공수동면역

19 지역보건사업의 기획 단계에 있어 '문제의 크기', '문제의 심각도', '사업의 해결 가능성', '주민의 관심'과 같은 점을 고려하는 단계는?

① 지역사회 현황분석

② 우선순위의 결정

③ 목적과 목표 설정

④ 사업의 평가

20 보건지표(health indicator)에 대한 설명으로 옳지 않은 것은?

① 일반 출산율은 가임여성인구 1,000명당 출산율을 의미한다.

② 주산기 사망률은 생후 4개월까지의 신생아 사망률을 의미한다.

③ 영아 사망률은 한 국가의 보건 수준을 나타내는 가장 대표적인 지표이다.

④ α-index는 1에 가까워질수록 해당 국가의 보건 수준이 높다고 할 수 있다.

---

17 건강생활지원센터의 설치(지역보건법 제14조) … 지방자치단체는 보건소의 업무 중에서 특별히 지역주민의 만성 질환 예방 및 건강한 생활습관 형성을 지원하는 건강생활지원센터를 대통령령으로 정하는 기준에 따라 해당 지방자치단체의 조례로 설치할 수 있다.

18 면역

구분			내용
선천적 면역			종속 면역, 인종 면역, 개인 특이성
후천적 면역	능동면역	자연동	질병 감염 후 얻은 면역(병후면역 : 홍역, 천연두 등)
		인공능동	예방접종으로 얻어지는 면역(결핵, B형 간염 등)
	수동면역	자연수동	모체로부터 태반이나 유즙을 통해 얻은 면역
		인공수동	동물 면역 혈청 및 성인 혈청 등 인공제제를 접종하여 얻은 면역

19 Bryant의 우선순위 결정기준 … 문제의 크기, 문제의 심각도, 사업의 기술적 해결 가능성, 주민의 관심도

20 ② 주산기 사망률은 임신 제28주 이후의 후기 사산수와 생후 1주 미만의 조기신생아 사망을 각각 출생천대의 비율로 표시한 것의 합이다.

정답 및 해설 17.④ 18.③ 19.② 20.②

1　지방보건 행정조직 중에서 보건소의 기능과 역할에 대한 설명으로 가장 옳은 것은?

① 보건의료기관 등에 대한 지도와 관리
② 지역보건의료에 대한 재정적 지원
③ 보건의료인력 양성 및 확보
④ 지역보건의료 업무 추진을 위한 기술적 지원

2　영양상태의 평가방법 중 간접적 방법에 해당하는 것은?

① 임상적 검사
② 식품섭취조사
③ 신체계측조사
④ 생화학적 검사

3　특수건강진단을 받아야 하는 근로자는?

① 1달에 7~8일간 야간작업에 종사할 예정인 간호사
② 장시간 컴퓨터작업을 하는 기획실 과장
③ 하루에 6시간 이상 감정노동에 종사하는 텔레마케터
④ 당뇨 진단으로 인해 작업전환이 필요한 제지공장 사무직 근로자

1 보건소의 기능 및 업무〈지역보건법 제11조 제1항〉

ㄱ 건강 친화적인 지역사회 여건의 조성

ㄴ 지역보건의료정책의 기획, 조사·연구 및 평가

ㄷ 보건의료인 및 「보건의료기본법」에 따른 보건의료기관 등에 대한 지도·관리·육성과 국민보건 향상을 위한 지도·관리

ㄹ 보건의료 관련기관·단체, 학교, 직장 등과의 협력체계 구축

ㅁ 지역주민의 건강증진 및 질병예방·관리를 위한 다음 각 목의 지역보건의료서비스의 제공
  - 국민건강증진·구강건강·영양관리사업 및 보건교육
  - 감염병의 예방 및 관리
  - 모성과 영유아의 건강유지·증진
  - 여성·노인·장애인 등 보건의료 취약계층의 건강유지·증진
  - 정신건강증진 및 생명존중에 관한 사항
  - 지역주민에 대한 진료, 건강검진 및 만성질환 등의 질병관리에 관한 사항
  - 가정 및 사회복지시설 등을 방문하여 행하는 보건의료 및 건강관리사업
  - 난임의 예방 및 관리

2 ② 간접적 방법
①③④ 직접적 방법

3 특수건강진단 등<산업안전보건법 제130조 제1항>

ㄱ 고용노동부령으로 정하는 유해인자에 노출되는 업무에 종사하는 근로자

ㄴ 건강진단 실시 결과 직업병 소견이 있는 근로자로 판정받아 직업 전환을 하거나 직업 장소를 변경하여 해당 판정의 원인이 된 특수건강진단대상업무에 종사하지 아니하는 사람으로서 해당 유해인자에 대한 건강진단이 필요하다는 「의료법」 제2조에 따른 의사의 소견이 있는 근로자

※ 고용노동부령으로 정하는 유해인자…<산업안전보건법 시행규칙 별표22>에 따른 화학적 인자, 분진, 물리적 인자, 야간작업

정답 및 해설 1.① 2.② 3.①

4 다음의 정신장애에 대한 설명에 해당하는 것은?

- 현실에 대한 왜곡된 지각
- 망상, 환각, 비조직적 언어와 행동
- 20~40세 인구에서 호발하며, 만성적으로 진행
- 부모 중 한명이 이환된 경우 자녀의 9~10%에서 발병

---

① 조울병(manic depressive psychosis)

② 신경증(neurosis)

③ 인격장애(personality disorder)

④ 정신분열증(schizophrenia)

5 다음 중 온열조건의 종합작용에 대한 설명으로 옳지 않은 것은?

① 감각온도는 기온, 기습, 기류 등 3인자가 종합하여 인체에 주는 온감을 말하며, 체감온도, 유효온도, 실효온도라고도 한다.

② 불쾌지수는 기후상태로 인간이 느끼는 불쾌감을 표시한 것인데, 이 지수는 기온과 습도의 조합으로 구성되어 있어 온습도지수라고 한다.

③ 카타(Kata) 온도계는 일반 풍속계로는 측정이 곤란한 불감기류와 같은 미풍을 카타 냉각력을 이용하여 측정하도록 고안된 것이다.

④ 습구흑구온도지수(WBGT)는 고온의 영향을 받는 실내 환경을 평가하는 데 사용하도록 고안된 것으로 감각온도 대신 사용한다.

6 다음 중 현재 런던형 스모그와 로스앤젤레스형 스모그의 기온역전의 종류를 바르게 연결한 것은?

① 런던형 – 방사성(복사성) 역전, 로스앤젤레스형 – 전성성 역전

② 런던형 – 방사성(복사성) 역전, 로스앤젤레스형 – 침강성 역전

③ 런던형 – 침강성 역전, 로스앤젤레스형 – 방사성(복사성) 역전

④ 런던형 – 침강성 역전, 로스앤젤레스형 – 이류성 역전

4 정신분열증은 망상, 환청, 와해된 언어, 정서적 둔감 등의 증상과 더불어 사회적 기능에 장애를 일으킬 수도 있
는 정신과 질환으로 조현병이라고도 한다.

① 조울병 : 기분 장애의 대표적인 질환 중 하나로 기분이 들뜨는 조증이 나타나기도 하고, 기분이 가라앉는 우
울증이 나타나기도 한다는 의미에서 '양극성 장애'라고도 한다.

② 신경증 : 내적인 심리적 갈등이 있거나 외부에서 오는 스트레스를 다루는 과정에서 무리가 생겨 심리적 긴장
이나 증상이 일어나는 인격 변화를 말한다.

③ 인격장애 : 인격이란 일상생활 가운데 드러나는 개인의 정서적이고 행동적인 특징의 집합체인데, 이런 양상이
고정되어 환경에 적응하지 못하고 사회적이나 직업적 기능에서 심각한 장애를 가져오거나 본인 스스로 괴롭
게 느낀다면 인격장애로 판단하게 된다.

5 ④ 습구흑구온도지수(WBGT : Wet Bulb Globe Thermometer Index)로 1950년대 중반 미군에 의해 열대지방의
고온장애를 예방하기 위하여 태양복사열이 있는 옥외환경 측정에 적합하도록 특수목적용으로 고안되었다. 현재 우
리나라 군에서 하계 교육훈련 시 흑구온도계로부터 산출한 온도지수를 고려하여 훈련시간을 조정하는 자료로 사용
되고 있다.

6 스모그

㉠ 런던형 스모그 : 공장이나 가정의 난방 시설에서 나오는 오염 물질로 만들어지는 검은색 스모그로 겨울철에
나타난다. → 방사성 역전, 이른 아침에 발생, 아황산 가스

㉡ 로스앤젤레스형 스모그 : 동차 배기가스에서 나오는 이산화질소와 탄화수소가 자외선과 반응해 유독한 화합물
인 오존을 만드는데, 이 오존이 로스앤젤레스형 스모그를 일으킨다. → 침강성 역전, 낮에 발생, 광화학 반응

정답 및 해설 4.④ 5.④ 6.②

7 다음의 보건통계 자료마련을 위한 추출방법에 해당하는 것은?

모집단이 가진 특성을 파악하여 성별, 연령, 지역, 사회적, 경제적 특성을 고려하여 계층을
나눠서 각 부분집단에서 표본을 무작위로 추출하는 방법

① 층화표본추출법
② 계통적 표본추출법
③ 단순무작위 추출법
④ 집락표본추출법

8 다음은 공중보건학의 발전과정 중 어디에 해당하는가?

• 라마지니(Ramazzini)의 직업병에 대한 저서가 출간되어 산업보건의 기초를 마련
• 제너(Jenner)의 우두접종법 개발

① 확립기
② 여명기
③ 중세기
④ 발전기

9 다음 중 기생충의 분류와 이에 해당하는 기생충들의 연결이 바르지 않은 것은?

① 흡충류 - 요코가와 흡충, 만손주혈충
② 선충류 - 고래회충, 트리코모나스
③ 조충류 - 광절열두조충, 왜소조충
④ 원충류 - 말라리아 원충, 리슈마니아

10 건강증진에 대한 정의로 옳은 것은?

① 협의의 건강증진은 적당한 운동, 영양, 휴식과 스트레스 관리를 통한 저항력을 길러주는 것이다.

② 오타와(Ottawa) 헌장의 건강증진은 건강교육, 건강보호, 질병예방 등을 통한 좋은 습관을 유지하는 것이다.

③ 광의의 건강증진은 비병원성기에 1차적 예방수단을 강구하는 것이다.

④ 다우니(Downie) 등에 의하면 건강증진은 사람들이 자기건강에 대한 관리를 증가시켜 건강을 개선할 수 있도록 하는 과정이다.

---

7 제시된 내용은 층화표본추출법에 대한 설명이다.
② **계통적 표본추출법** : 일정간격으로 추출
③ **단순무작위 추출법** : 모집단 전부로부터 균등한 확률로 뽑음
④ **집락표본추출법** : 추출단위의 1괴를 추출

8 제너의 우두접종법 개발(1798)과 라마지니의 「직업인의 질병(1700)」 발간은 공중보건의 사상이 싹튼 시기인 여명기의 일이다. 1848년에 세계 최초의 공중보건법이 제정되었다.
※ **공중보건학의 발전과정**
　㉠ 고대기(기원전~서기 500년)
　㉡ 중세기(500~1500년)
　㉢ 여명기(1500~1850년)
　㉣ 확립기(1850~1900년)
　㉤ 발전기(1900년 이후)

9 ② 트리코모나스는 편모충류에 해당한다.

10 ② 오타와 헌장은 건강증진을 사람들이 건강에 대한 스스로의 관리능력을 높이고 자신의 건강을 향상시킬 수 있도록 하는 과정이라고 정의하고 있다.
③ 일차적 예방에 국한된 건강증진의 개념은 협의의 건강증진이다. 광의 건강증진은 예방학적, 환경보호적, 행동과학 및 보건교육적 수단을 강구하는 것이다.
④ 다우니 등은 건강증진 모형을 통하여 예방사업, 예방적 보건교육, 예방적 건강 보호, 예방적 건강 보호를 위한 보건교육, 적극적 보건교육, 적극적 건강 보호, 적극적 건강 보호를 목적으로 하는 보건교육의 건강증진의 일곱 가지 영역을 제시했다.

정답 및 해설 7.① 8.② 9.② 10.①

11 리벨과 크락(Leavell & Clark, 1965)이 제시한 질병의 자연사 5단계 중에서 '병원체에 대한 숙주의 반응이 시작되는 조기 병적 변화기'에 해당하는 단계에서 건강행동으로 가장 적절한 것은?

① 예방접종
② 환경위생 개선
③ 치료 및 재활
④ 조기진단

12 다음은 어떤 식중독에 대한 설명인가?

> • 통조림, 소시지 등이 혐기성 상태에서 A, B, C, D, E형이 분비하는 신경독소
> • 잠복기 12~36시간이나 2~4시간 이내 신경증상이 나타날 수 있음
> • 증상으로 약시, 복시, 연하곤란, 변비, 설사, 호흡곤란
> • 감염원은 토양, 동물의 변, 연안의 어패류 등

① 살모넬라 식중독
② 포도알균(포도상구균) 식중독
③ 보툴리누스 식중독
④ 독버섯 중독

13 다음 중 건강보험제도의 특성에 대한 설명으로 옳지 않은 것은?

① 일정한 법적 요건이 충족되면 본인 의사에 관계없이 강제 적용된다.
② 소득수준 등 보험료 부담능력에 따라 차등적으로 부담한다.
③ 부과수준에 따라 관계법령에 의해 차등적으로 보험급여를 받는다.
④ 피보험자에게는 보험료 납부의무가 주어지며, 보험자에게는 보험료 징수의 강제성이 부여된다.

11 **질병의 자연사** … 질병이라는 현상을 하나의 시간적 흐름속에서 파악하려는 개념으로 리벨과 크락은 예방대책과의 연관으로 이 개념을 사용하고 임상의학과 공중위생의 공통의 틀을 만들어 냈다.

ⓐ 1단계 : 병인, 숙주 및 환경이 상호작용함으로써 저항력이나 환경요인이 숙주에게 유리하게 작용하여 병인의 자극을 극복할 수 있는 상태로서 건강이 유지되는 기간

ⓑ 2단계 : 병인의 자극이 시작되기 시작되는 질병 전기 → 질병저항력 요구 시기

ⓒ 3단계 : 숙주의 반응이 시작되는 초기의 병적 변화기(잠복기, 자각증상 없는 초기단계)

ⓓ 4단계 : 임상적 증상이 나타나는 시기 → 적절한 치료가 필요한 시기

ⓔ 5단계 : 재활의 단계로서 회복기에 있는 환자

※ 단계별 예방

구분	1단계	2단계	3단계	4단계	5단계
질병의 발생	병인/숙주/환경의 균형	병인 자극 형성	자극에 숙주 반응	질병	회복, 장애, 사망
예비 조치	건강 증진	특수 예방	조기발견, 조기치료	치료	재활
예방 수준	적극적	소극적	중증화 예방	진단, 치료	악화 예방
예방	1차 예방		2차 예방		3차 예방

12 제시된 내용은 보툴리누스 식중독에 대한 설명이다. 보툴리누스 식중독은 독소형 식중독의 하나로 Clostridium botulinum균이 증식하면서 생산한 단백질계의 독소물질을 섭취하여 일어나는 식중독이다.

① 살모넬라 식중독 : 쥐티프스균(Salmonella typhimurium), 장염균(S. enteritidis) 등의 살모넬라 속에 의한 감염형 식중독으로 급성위장염의 증상을 보인다.

② 포도알균 식중독 : Staphylococcus aureus가 식품 속에서 증식하여 산생하는 enterotoxin을 사람이 섭취함으로써 발생하는 전형적인 독소형 식중독으로 발증까지의 잠복시간은 2~6시간으로 짧고 복통, 구역질, 구토, 설사 등을 주증상으로 한다.

④ 독버섯 중독 : 독버섯을 먹었을 때 일으키는 중독 증상으로 보통 독버섯을 먹은 뒤 30분~3시간 사이에 발생한다.

13 ③ 건강보험제도는 납부하는 보험료 다소와 관계없이 동일하게 급여를 받는다.

정답 및 해설 11.④ 12.③ 13.③

14 산업장에서 발생할 수 있는 중독과 관련된 질환에 대한 설명으로 가장 옳은 것은?

① 수은 중독은 연빈혈, 연선, 파킨슨증후군과 비슷하게 사지에이상이 생겨 보행장애를 일으킨다.

② 납 중독은 빈혈, 염기성 과립적혈구수의 증가, 소변 중의코프로폴피린(corproporphyrin)이 검출된다.

③ 크롬 중독은 흡입 시 위장관계통 증상, 복통, 설사 등을 일으키고, 만성 중독 시 폐기종, 콩팥장애, 단백뇨 등을 일으킨다.

④ 카드뮴 중독은 호흡기 장애, 비염, 비중격의 천공, 적혈구와 백혈구 수의 감소(조혈장애) 등을 가져온다.

15 법정감염병에 관한 사항으로 가장 옳은 것은?

① 군의관은 소속 의무부대장에게 보고하며, 소속 의무부대 장은 국방부에 신고한다.

② 의사, 한의사는 소속 의료기관장에게 보고하며, 의료기관의 장은 관할 보건소장에게 신고한다.

③ 지체 없이 신고해야 하는 감염병은 제1군부터 제3군까지의 감염병이다.

④ 지정감염병의 종류에는 임질, 수족구병, 큐열 등이 있으며, 7일 이내에 신고해야 한다.

16 보건교육계획의 수립과정 중 제일 먼저 이루어져야 할 것은?

① 보건교육 평가 계획의 수립

② 보건교육 평가 유형의 결정

③ 보건교육 실시 방법들의 결정

④ 보건교육 요구 및 실상의 파악

17 절지동물에 의한 전파 중 생물학적 전파양식과 이에 해당하는 질병들의 연결이 바르지 않은 것은?

① 증식형 – 발진티푸스, 쯔쯔가무시병
② 발육형 – 로아사상충증, 말레이사상충증
③ 발육증식형 – 수면병, 말라리아
④ 경란형 – 록키산 홍반열, 재귀열

---

14 ① **수은 중독** : 발열, 오한, 오심, 구토, 호흡 곤란, 두통, 폐부종, 청색증, 양측성 폐침윤(급성) / 구강염증, 진전 (떨림), 정신적 변화(만성)
　　③ **크롬 중독** : 궤양, 비중격천공, 호흡기 장애, 신장 장애
　　④ **카드뮴 중독** : 뼈가 연화하여 변형·골절, 단백뇨 등의 신장장애

15 ① 육군, 해군, 공군 또는 국방부 직할 부대에 소속된 군의관은 소속 부대장에게 보고하여야 하고, 보고를 받은 소속 부대장은 제1급감염병의 경우에는 즉시, 제2급감염병 및 제3급감염병의 경우에는 24시간 이내에 관할 보건소장에게 신고하여야 한다.
　　③ 제1급감염병의 경우에는 즉시, 제2급감염병 및 제3급감염병의 경우에는 24시간 이내에 제4급감염병의 경우에는 7일 이내에 관할 보건소장에게 신고하여야 한다.
　　④ 큐열은 인수공통감염병에 해당한다.

16 보건교육의 실시는 보건교육 요구 및 실상을 파악하고 보건교육을 실시한 후 보건교육을 평가하는 과정으로 진행된다.

17 증식형에는 페스트(벼룩), 황열(모기), 재귀열(이) 등이 있다. 발진티푸스(이)는 배설형, 쯔쯔가무시병(진드기)은 경란형이다.

정답 및 해설 14.② 15.② 16.④ 17.①

2017. 6. 24. 제2회 서울특별시 시행 ▌ 133

18 다음 중 질병통계에 대한 설명으로 옳은 것은?

① 발병률은 위험 폭로기간이 수개월 또는 1년 정도로 길어지면 유병률과 같게 된다.

② 유병률의 분자에는 조사 시점 또는 조사 기간 이전에 발생한 환자수는 포함되지 않는다.

③ 발생률의 분모에는 조사 기간 이전에 발생한 환자수는 포함되지 않는다.

④ 2차 발병률은 환자와 접촉한 감수성자 수 중 발병한 환자수로 나타내며, 질병의 위중도를 의미한다.

19 다음 중 물의 염소소독 시에 발생하는 불연속점의 원인은?

① 유기물

② 클로라민(chloramine)

③ 암모니아

④ 조류(aglae)

20 다음 중 분석역학에 대한 설명으로 가장 옳은 것은?

① 단면조사 연구는 단시간 내에 결과를 얻을 수 있어서, 질병발생과 질병 원인과의 선후관계를 규명할 수 있다.

② 코호트 연구는 오랜 기간 계속 관찰해야 하는 관계로 연구결과의 정확도를 높일 수 있다.

③ 전향성 코호트 연구와 후향성 코호트 연구는 모두 비교 위험도와 귀속위험도를 직접 측정할 수 있다.

④ 환자-대조군 연구는 비교적 비용이 적게 들고, 희귀한 질병을 조사하는 데 적절하다.

18 ① 유병률(P) = 발생률(I) × 기간(D)으로 기간이 대단히 짧아져야 P = I가 된다.

　② 유병률은 어느 특정 시점에 어떤 질환을 앓고 있는 환자의 비율로 과거에 그 병을 앓다가 회복된 사람이나 죽은 사람은 포함되지 않는다.

　④ 2차 발병률은 어떤 감염병의 원발감염환자와 밀접하게 접촉한 사람 중에서 몇 사람이 그 병에 걸리는가를 보여주는 비율로, 질병의 전염성을 의미한다.

19 상수처리에서 암모니아를 포함한 물에 염소를 이용하여 소독하게 되면 클로라민의 양은 염소 주입량에 비례하여 증가하다가 일정량 이상으로 염소를 주입하면 클로라민의 양이 급격히 줄어들어 최소농도가 된다. 이 점을 불연속점이라 부른다.

20 ① 단면조사는 특정한 시점이나 기간 내에 질병을 조사하고 질병과 인구집단의 관련성을 연구하는 방법으로, 시간적 속발성의 파악이 난해하고 질병과 요인과의 선후관계 규명이 어렵다.

　② 코호트 연구는 처음 조건이 주어진 집단(코호트)에 대하여 이후의 경과와 결과를 알기 위해 미래에 대해서 조사하는 방법이다.

　③ 전향성 코호트 연구는 비교위험도와 귀속위험도를 직접 측정할 수 있다. 후향성 코호트 연구는 전후관계에 대한 정보수집이 불가능하다.

정답 및 해설 18.③　19.③　20.④

1 감염병 관리방법 중 전파과정의 차단에 대한 설명으로 가장 옳은 것은?

① 홍보를 통해 손씻기와 마스크 착용을 강조하였다.

② 조류 인플루엔자 감염 오리를 모두 살처분하였다.

③ 노인인구에서 신종인플루엔자 예방접종을 무료로 실시하였다.

④ 결핵환자 조기발견을 위한 감시체계를 강화하였다.

2 금연을 위한 방법과 건강믿음모형의 구성요인을 짝지은 것으로 가장 옳은 것은?

① 딸 아이의 금연 독촉 – 장애요인

② 흡연은 폐암의 원인이라는 점을 강조 – 심각성

③ 흡연자 동료 – 계기

④ 간접흡연도 건강에 해롭다는 점을 강조 – 이익

3 국민의료비 상승 억제를 위한 수요측 관리방안으로 가장 옳은 것은?

① 고가 의료장비의 과도한 도입을 억제한다.

② 의료보험 하에서 나타나는 도덕적 해이를 줄인다.

③ 의료서비스 생산비용 증가를 예방할 수 있는 진료비 보상 방식을 도입한다.

④ 진료비 보상방식을 사전보상방식으로 개편한다.

1 감염병의 예방관리 방법

　ⓐ **병원체와 병원소 관리** : 감염병 관리의 가장 확실한 방법은 병원체나 병원소를 제거하는 것이다.

　ⓑ **전파과정 관리** : 전파과정의 차단에는 검역과 격리, 매개곤충관리, 환경위생과 식품위생, 개인위생 등이 포함된다.

　ⓒ **숙주 관리** : 숙주의 면역력을 증강시키는 방법으로 예방접종과 톡소이드 혹은 면역글로불린 접종 등의 방법이 있다. 이미 감염된 환자나 보균자는 조기발견 및 조기치료를 시행함으로써 합병증을 막고 필요한 격리를 시행하여 다른 사람에게 전파되는 것을 막을 수 있다.

　※ **감염병의 생성과 전파** … 병원체가 숙주에 기생하면서 면역반응이나 질병을 일으키는 것이 감염병의 본질이기 때문에 감염병이 생성되기 위해서는 병원체로부터 숙주의 저항에 이르기까지 다음과 같은 단계를 거친다.

병원체	병원소	병원체 탈출	전파	침입	숙주의 저항
• 바이러스 • 세균 • 진균 • 원충생물 • 기생충 등	• 인간 　(환자, 보균자) • 동물 • 흙 • 물 등	• 호흡기 • 소화기 • 비뇨생식기 • 피부(상처) • 태반 등	• 직접전파 • 간접전파	• 호흡기 • 소화기 • 비뇨생식기 • 피부(상처) • 태반 등	• 면역 　(선천, 후천) • 영양 • 건강 등

2　① 행동의 계기
　③ 장애 요인
　④ 지각된 감수성
　※ 건강믿음모형

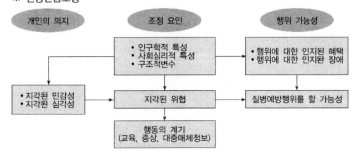

3　①③④는 공급측 관리방안에 해당한다.

4 진료비 지불제도에 대한 설명으로 가장 옳은 것은?

① 행위별수가제는 행정적 비용이 상대적으로 적게 든다.

② 총액예산제는 사후보상제도의 대표적인 예이다.

③ 진료단위가 포괄화될수록 보험자의 재정적 위험이 줄어드는 경향이 있다.

④ 인두제에서는 위험환자를 회피하려는 유인이 적다.

5 〈보기〉는 공중보건학의 발달사이다. 시대 순으로 옳게 나열한 것은?

〈보기〉

㉠ 히포크라테스(Hippocrates) 학파의 체액설

㉡ 최초로 검역소 설치

㉢ 최초로 공중보건법 제정

㉣ 우두종두법을 제너가 발견

㉤ 최초로 사회보장제도 실시

---

① ㉠ - ㉡ - ㉢ - ㉣ - ㉤ 　　　　② ㉠ - ㉡ - ㉢ - ㉤ - ㉣

③ ㉠ - ㉡ - ㉣ - ㉢ - ㉤ 　　　　④ ㉠ - ㉡ - ㉣ - ㉤ - ㉢

6 보건의료서비스의 특성 중 〈보기〉에 해당하는 것은?

〈보기〉

올해 전원 독감예방접종을 맞은 우리 반은 작년에 비해 독감에 걸린 학생이 현저히 줄었다.

---

① 치료의 불확실성 　　　　　　② 외부효과성

③ 수요의 불확실성 　　　　　　④ 정보와 지식의 비대칭성

7 우리나라 대사성증후군의 진단 기준 항목으로 가장 옳은 것은?

① 허리둘레 : 남자 ≥ 90cm, 여자 ≥ 85cm

② 중성지방 : ≥ 100mg/dl

③ 혈압 : 수축기/이완기 ≥ 120/80mmHg

④ 혈당 : 공복혈당 ≥ 90mg/dl

---

4 ① 행위별수가제는 행정적 비용이 상대적으로 많이 든다.
② 총액예산제는 사전보상제도의 대표적인 예이다.
④ 인두제에서는 위험환자를 회피하려는 유인이 크다.

5 ㉠ 고대기
㉡ 중세기 1383년 마르세유에서 검역법 통과, 최초의 검역소 설치
㉣ 여명기 1798년
㉢ 여명기 1848년 영국 채드윅
㉤ 1883년 독일 비스마르크의 사회입법

6 외부효과(external effect)란 한 개인이나 기업이 취한 행동이 다른 사람 또는 다른 기업에게 좋던 나쁘던 부차적인 효과를 갖게 될 경우를 의미한다. 외부효과가 존재하는 경우 방역체계 운영, 국가 예방접종사업 등 정부의 개입이 타당성을 인정받게 된다.
※ 보건의료의 사회경제적 특성
　㉠ 수요의 불확실성
　㉡ 정보의 불균형
　㉢ 외부효과(긍정적, 부정적)
　㉣ 공급의 독점성
　㉤ 가치재
　㉥ 정부개입의 비효율성 문제

7 대사성증후군 진단 기준
㉠ 복부비만
　• 허리둘레 : 남성 90cm 이상, 여성 85cm 이상
　• BMI25 이상
㉡ 혈압 : 수축기 130mmHg 이상, 이완기 85mmHg 이상
㉢ 혈당 : 공복혈당 100mg/dl 이상
㉣ 높은 중성지방 혈증 : 150mg/dl 이상
㉤ 낮은 HDL 콜레스테롤 혈증 : 남성 40mg/dl 미만, 여성 50mg/dl 미만

정답 및 해설 4.③ 5.③ 6.② 7.①

8 모유수유를 한 영아가 모유수유를 하지 않은 영아에 비해 감염균에 대한 면역력이 높았다. 이에 해당하는 면역(immunity)의 종류는?

① 자연능동면역
② 자연수동면역
③ 인공능동면역
④ 인공수동면역

9 흡연자 1,000명과 비흡연자 2,000명을 대상으로 폐암 발생에 관한 전향적 대조 조사를 실시한 결과, 흡연자의 폐암 환자 발생이 20명이고, 비흡연자는 4명이었다면 흡연자의 폐암 발생 비교위험도(relative risk)는?

① 1   ② 5
③ 9   ④ 10

10 생태학적 보건사업 접근방법 중 행동을 제약하거나 조장하는 규칙, 규제, 시책, 비공식적인 구조를 활용하는 수준은?

① 개인수준
② 개인 간 수준
③ 조직수준
④ 지역사회 수준

11 질병과 매개체의 연결이 가장 옳은 것은?

① 발진티푸스 – 벼룩
② 신증후군출혈열 – 소, 양, 산양, 말
③ 쯔쯔가무시병 – 파리
④ 지카바이러스 감염증 – 모기

8 태반 또는 모유에 의한 면역은 자연수동면역에 해당한다.

※ 면역의 종류

구분	종류		내용
선천적 면역	종 특이적 면역		인종에 따라 병원성을 달리하는 면역
	종족 특이적 면역		종족에 따라 절대적 차이를 보이는 면역
	개체 특이적 면역		유전적 체질에 따른 면역
후천적 면역	능동 면역	자연능동면역	과거에 현성 또는 불현성 감염에 의해서 획득한 면역
		인공능동면역	접종에 의하여 획득한 면역
	수동 면역	자연수동면역	태반 또는 모유에 의한 면역
		인공수동면역	회복기환자 혈청주사 후 면역

9

$$비교위험도 = \frac{노출군의\ 발생률}{비노출군의\ 발생률} = \frac{\frac{20}{1,000}}{\frac{4}{2,000}} = \frac{0.02}{0.002} = 10$$

10 행동을 제약하거나 조장하는 규칙, 규제, 시책, 비공식적인 구조를 활용하는 수준은 조직수준에 해당한다.

※ 생태학적 보건사업

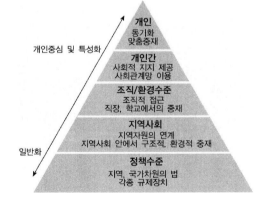

11 ① 발진티푸스 – 리케치아

② 신증후군출혈열 – 들쥐

③ 쯔쯔가무스병 – 진드기 유충

12 〈보기〉에서 설명하는 대표적인 식중독 원인 바이러스는?

〈보기〉

• 우리나라 질병관리본부에서 1999년부터 검사를 시작하였다.
• 저온에 강하여 겨울철에도 발생한다.

① 장출혈성 대장균   ② 살모넬라
③ 비브리오   ④ 노로바이러스

13 일정한 인구집단을 대상으로 특정한 시점이나 기간 내에 그 질병과 그 인구집단이 가지고 있는 속성과의 관계를 찾아내는 연구조사 방법은?

① 단면 조사연구   ② 전향성 조사연구
③ 환자-대조군 조사연구   ④ 코호트 연구

14 염소소독의 장점으로 가장 옳지 않은 것은?

① 소독력이 강하다.   ② 잔류효과가 약하다.
③ 조작이 간편하다.   ④ 경제적이다.

15 2017년 영아사망자수가 10명이고 신생아 사망자수가 5명일 때 당해연도 α-index 값은?

① 0.2   ② 0.5
③ 1   ④ 2

16 당뇨병(Diabetes mellitus)의 분류별 병인에 대한 설명으로 가장 옳지 않은 것은?

① 1차성당뇨병 : 원인이 분명하지 않고 체질적, 가계적 유전과 깊은 관계가 있다.

② 2차성당뇨병 : 중년기에 주로 발생하며 활동인구의 인력 손실을 가져오는 병으로 다량의 음주습관이 원인이다.

③ 소아형당뇨병 : 인슐린 양의 감소로 생기며, 갑작스러운 다뇨 · 다식 · 다갈증의 증상과 함께 비만아에게 많다.

④ 성인형당뇨병 : 인슐린 본래의 기능장애에서 비롯되며, 중년기 이후(45세가 가장 절정기)에 많이 발생한다.

---

12 노로바이러스는 계절적으로 겨울철에 많이 발생하는데, 이는 기존 식중독 바이러스들과는 달리 기온이 낮을수록 더 활발하게 움직이기 때문이다. 주로 굴, 조개, 생선 같은 수산물을 익히지 않고 먹을 경우에 주로 발생한다.

13 단면 조사연구 ⋯ 일정한 인구집단을 대상으로 특정한 시점이나 기간 내에 그 질병과 그 인구집단이 가지고 있는 속성과의 관계를 찾아내는 연구조사 방법
　② 전향성 조사연구 : 연구하고자 하는 요인을 미리 설정한 후 일정기간 동안 변화를 추적 하는 연구 방법→요인이 일으키는 변화를 관찰
　③ 환자–대조군 조사연구 : 연구하고자 하는 질병이 있는 집단(환자군)과 없는 집단(대조군)을 선정하여 질병의 발생과 관련되어 있으리라 생각하는 잠정적 위험요인에 대한 두 집단의 과거 노출률을 비교하는 연구조사 방법
　④ 코호트 연구 : 질병의 원인과 관련되어 있다고 생각되는 어떤 요소를 가진 집단과 갖지 않은 집단을 계속 관찰하여 두 집단의 질병발생률, 사망률을 등을 비교하는 연구 방법

14 ② 염소는 잔류성이 높다. 즉, 잔류효과가 강하다.

15 α-index는 생후 1년 미만의 사망자수(영아사망자수)를 생후 28일 미만의 사망자수(신생아 사망자수)로 나눈 값이다. 따라서 2017년 영아사망자수가 10명이고 신생아 사망자수가 5명일 때 당해연도 α-index 값은 $\frac{10}{5} = 2$ 이다.

16 ② 제2형 당뇨병은 인슐린 저항성(혈당을 낮추는 인슐린 기능이 떨어져 세포가 포도당을 효과적으로 연소하지 못하는 것)을 특징으로 한다. 제2형 당뇨병의 원인으로는 서구화된 식생활에 따른 고열량, 고지방, 고단백의 식단, 운동 부족, 스트레스 등 환경적인 요인이 크게 작용하지만, 이 외에 특정 유전자의 결함, 췌장 수술, 감염, 약제에 의해서도 일부 발생한다. 다량의 음주습관이 원인이 되는 것은 아니다.

정답 및 해설 12.④ 13.① 14.② 15.④ 16.②

17 일산화탄소(CO)에 대한 설명으로 가장 옳은 것은?

① CO가스는 물체의 연소 초기와 말기에 많이 발생한다.

② CO가스는 무색, 무미, 무취, 자극성 가스이다.

③ Hb과 결합력이 산소에 비해 250~300배 낮다.

④ 신경증상, 마비, 식욕감퇴 등의 후유증은 나타나지 않는다.

18 우리나라에서 가장 많이 발생하는 포도상구균식중독에 대한 설명으로 가장 옳은 것은?

① 신경계 주 증상을 일으키며 사망률이 높다.

② 다른 식중독에 비해 발열증상이 거의 없는 것이 특징이다.

③ 원인물질은 장독소로 120℃에 20분간 처리하면 파괴된다.

④ 원인식품은 밀봉된 식품, 즉 통조림, 소시지 등이다.

19 어린이의 폐결핵 집단검진 순서로 가장 옳은 것은?

① X-ray 간접촬영 → X-ray 직접촬영 → 객담검사

② X-ray 간접촬영 → 객담검사 → X-ray 직접촬영

③ 투베르쿨린 검사 → X-ray 간접촬영 → X-ray 직접촬영

④ 투베르쿨린 검사 → X-ray 직접촬영 → 객담검사

20 우리나라 공공보건행정조직에대한 설명으로 가장 옳은 것은?

① 보건진료소에는 보건의료서비스 접근성을 높이기 위하여 의사가 배치되어 있다.

② 지역 내 관할 의료인과 의료기관에 관한 지도업무는 보건소의 소관업무가 아니다.

③ 보건의료원은 보건복지부와 보건소를 연결하는 중간 조직이다.

④ 중앙보건 행정조직은 보건소 업무에 직접적인 행정적 연계가 없다.

---

17 ② CO가스는 무색, 무미, 무취, 무자극성 가스이다.

③ 헤모글로빈과 결합력이 산소에 비해 250~300배 높다.

④ 일산화탄소 중독은 신경증상, 마비, 식욕감퇴(구역) 등의 후유증을 나타낸다.

18 ① 포도상구균식중독에 감염된 경우 복통, 설사, 구토 등의 증상을 보이며, 경미한 감염 및 식중독의 경우 일반적으로 2~3일 정도에 회복된다.

③ 원인물질인 장독소는 열에 강한 성질이 있어 120℃에 20분간 처리하여도 파괴되지 않고, 일단 섭취하게 되면 위 속과 같은 산성 환경에 강하고 단백분해효소에도 안정적이어서 위장관에서 잘 파괴되지 않는다.

④ 주로 우유, 고기, 계란과 샐러드와 같은 음식의 섭취로부터 야기된다.

19 투베르쿨린 검사에서 BCG 양성 반응을 보인 어린이를 대상으로 X-ray 직접촬영을 진행하며, 이후 객담검사 순으로 이루어진다.

20 ① 보건진료소는 의사가 배치돼 있지 않거나 배치되기 어려운 의료취약지역에 보건진료전담 공무원이 배치돼 1차보건 의료 업무를 수행하는 보건의료시설이다.

② 지역 내 관할 의료인과 의료기관에 관한 지도업무는 보건소의 소관업무이다.

③ 보건의료원은 보건소 중 「의료법」에 따른 병원의 요건을 갖춘 보건소를 말한다.

정답 및 해설 17.① 18.② 19.④ 20.④

1 만성질환의 역학적 특성으로 가장 옳지 않은 것은?

① 악화와 호전을 반복하며 결과적으로 나쁜 방향으로 진행한다.

② 원인이 대체로 명확하지 않고, 다요인 질병이다.

③ 완치가 어려우며 단계적으로 기능이 저하된다.

④ 위험요인에 노출되면, 빠른 시일 내에 발병한다.

2 모집단의 모든 대상이 동일한 확률로 추출될 기회를 갖게 하도록 난수표를 이용하여 표본을 추출하는 방법은?

① 단순무작위표본추출(simple random sampling)

② 계통무작위표본추출(systematic random sampling)

③ 편의표본추출(convenience sampling)

④ 할당표본추출(quota sampling)

3 보건의료체계의 개념과 구성요소에 대한 설명으로 가장 옳지 않은 것은?

① 보건의료체계는 국민에게 예방, 치료, 재활 서비스 등 의료서비스를 제공하기 위한 종합적인 체계이다.

② 자원을 의료 활동으로 전환시키고 기능화 시키는 자원 조직화는 정부기관이 전담하고 있다.

③ 보건의료체계의 운영에 필요한 경제적 지원은 정부재정, 사회보험, 영리 및 비영리 민간보험, 자선, 외국의 원조 및 개인 부담 등을 통해 조달된다.

④ 의료자원에는 인력, 시설, 장비 및 물자, 의료 지식 등이 있다.

1 ④ 위험요인에 노출되었을 때 빠른 시일 내에 발병하는 것은 감염성 질환의 특성이다. 만성질환은 비감염성 질환
이다.

① 만성질환은 호전과 악화를 반복하며 결과적으로 점점 나빠지는 방향으로 진행된다. 악화가 거듭될 때마다
병리적 변화는 커지고 생리적 상태로의 복귀는 적어진다.

② 대부분의 만성질환은 감염성 병원체가 알려진 결핵, 백혈병 등 몇몇 질환군을 제외하면 그 원인이 명확하게
밝혀진 것은 드물다.

③ 일단 발병하면 최소 3개월 이상 오랜 기간의 경과를 취하며 완치가 어렵다. 만성질환은 퇴행성의 특성을 보
이는데 대부분의 만성질환이 연령이 증가함에 따라 신체의 신체적 기능 저하와 맞물려 증가하기 때문이다.

※ 만성질환과 생활습관병

    ㉠ **만성질환** : 만성질환은 오랜 기간을 통해 발병해 계속 재발하는 질환이다. 보건복지부에 따르면 만성질환
    발생의 원인으로는 유전, 흡연, 운동, 나쁜 식습관, 지속적인 스트레스와 같은 생활 속의 변인과 환경 오
    염 같은 환경적인 원인, 신체의 생리적 기전의 변화 등이 서로 복합적으로 얽혀 있다.

    ㉡ **생활습관병** : 만성질환과 유사한 개념으로 질병의 발생과 진행에 식습관, 운동습관, 흡연, 음주 등의 생활
    습관이 미치는 영향을 받는 질환군을 말한다. 감염성 질환 이외의 거의 모든 질환이 이에 해당한다고 하
    여 비감염성 질환(Non-communicable disease)이라고 부르기도 한다.

    ㉢ **종류** : 비만, 고혈압, 당뇨병, 고지혈증, 동맥경화증, 협심증, 심근경색증, 뇌졸중, 만성폐쇄성폐질환, 천식,
    알코올성 간질환, 퇴행성관절염, 악성종양 등

2 모집단의 모든 대상이 동일한 확률로 추출될 기회를 갖게 하도록 난수표를 이용하여 표본을 추출하는 방법은
단순무작위표본추출(simple random sampling)이다.

② **계통무작위표본추출**(systematic random sampling) : 단순무작위표본추출법의 대용으로 흔히 사용되는 표본
추출법으로 규칙적인 추출 간격에 의해 일정한 유형을 갖고 표본을 추출한다. 지그재그표본추출법(Zig-zag
sampling)과 등간격표본추출법 등이 있다.

③ **편의표본추출**(convenience sampling) : 모집단에 대한 정보가 전혀 없는 경우이거나 모집단의 구성요소 간의
차이가 별로 없다고 판단될 때 표본 선정의 편리성에 기준을 두고 조사자가 마음대로 표본을 선정하는 방법
이다.

④ **할당표본추출**(quota sampling) : 조사목적과 밀접하게 관련되어 있는 조사대상자의 연령이나 성별과 같은 변
수에 따라 모집단을 부분집단으로 구분하고, 모집단의 부분집단별 구성비율과 표본의 부분집단별 구성비율
이 유사하도록 표본을 선정하는 방법이다.

3 ② 보건의료 자원이 의료서비스를 산출하기 위해 활동할 수 있도록 자원을 체계적으로 배열하는 기능인 자원
조직화는 정부기관뿐만 아니라 조직화된 민간기관, 의료보험 관련 기구, 기타 민간 부분 등이 포괄적으로 담당
하고 있다.

※ 보건의료체계의 구성요소

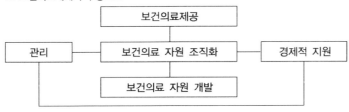

4 런던 스모그(London smog)에 대한 설명으로 가장 옳지 않은 것은?

① 석유류의 연소물이 광화학 반응에 의해 생성된 산화형 스모그(oxidizing smog)이다.

② 주된 성분에는 아황산가스와 입자상 물질인 매연 등이 있다.

③ 기침, 가래와 같은 호흡기계 질환을 야기한다.

④ 가장 발생하기 쉬운 달은 12월과 1월이다.

5 환자-대조군 연구에서 짝짓기(matching)를 하는 주된 목적은?

① 선택바이어스의 영향을 통제하기 위하여

② 정보바이어스의 영향을 통제하기 위하여

③ 표본추출의 영향을 통제하기 위하여

④ 교란변수의 영향을 통제하기 위하여

6 ○○질환의 유병률은 인구 1000명당 200명이다. ○○질환의 검사법은 90%의 민감도, 90%의 특이도를 가질 때 이 검사의 양성예측도는?

① 180/260

② 80/260

③ 180/200

④ 20/200

4 ① 자동차 배기가스와 같은 석유류 연소물이 광화학 반응을 일으켜 생성되는 산화형 스모그(oxidizing smog)는 LA 스모그이다. 런던 스모그는 가정 난방용·공장·발전소의 석탄 연료 사용에서 기인한다.

※ 런던 스모그와 LA 스모그의 비교

구분	런던 스모그	LA 스모그
색	짙은 회색	연한 갈색
역전현상	방사성 역전	침강형 역전
시정	100m 이하	1km 이하
오염물질	먼지 및 SO_X	NO_X, 탄화수소 등
주요 배출원	가정과 공장의 연소, 난방시설	자동차 배기가스
기상조건	겨울, 새벽, 안개, 높은 습도	여름, 한낮, 맑은 하늘, 낮은 습도

5 환자-대조군 연구는 연구하고자 하는 질병이 있는 집단(환자군, cases)과 없는 집단(대조군, controls)을 선정하여 질병의 발생과 관련되어 있으리라 생각하는 잠정적 위험요인에 대한 두 집단의 과거 노출율을 비교하는 방법이다. 일반적으로 환자군은 선정할 수 있는 모집단의 규모가 제한되어 있기 때문에 전수조사를 하지만, 대조군은 모집단의 규모가 크기 때문에 확률표본을 추출하는 경우가 많다. 이때, <u>교란변수의 영향을 통제하고 환자군과 대조군의 비교성을 높이기 위하여 환자군의 특성을 고려하여 대조군을 선정하는 대응추출(matching)을 시행한다.</u> 대응추출 방법으로는 짝추출(pair matching), 도수대응추출(frequency matching) 등이 있다.

6 민감도와 특이도가 검진을 받은 사람의 관점에서 검사법의 정확도를 판단한 것이라면, 양성예측도 또는 음성예측도는 검사법의 관점에서 그 정확도를 판단한다.

구분	환자	비환자
양성	a	b
음성	c	d

• 민감도 : 환자가 양성 판정을 받을 확률 $= \dfrac{a}{a+c} \rightarrow 90\%$

• 특이도 : 비환자가 음성 판정을 받을 확률 $= \dfrac{d}{b+d} \rightarrow 90\%$

• 양성예측도 : 검사법이 양성이라고 판단했을 때 환자일 확률 $= \dfrac{a}{a+b}$

• 음성예측도 : 검사법이 음성이라고 판단했을 때 비환자일 확률 $= \dfrac{d}{c+d}$

구분	환자(200명)	비환자(800명)
양성	a(180명)	b(80명)
음성	c(20명)	d(720명)

따라서 ○○질환의 유병률이 인구 1,000명당 200명일 때, 이 검사법의 양성예측도를 구하면

양성예측도 $= \dfrac{a}{a+b} = \dfrac{180}{180+80} = \dfrac{180}{260}$ 이고, 음성예측도는 $= \dfrac{d}{c+d} = \dfrac{720}{20+720} = \dfrac{720}{740}$ 이다.

집답 및 해설 4.① 5.④ 6.①

7 산업재해 보상보험의 원리가 아닌 것은?

① 사회보험방식

② 무과실책임주의

③ 현실우선주의

④ 정액보상방식

8 학령기 이후의 소아에 대한 영양상태 판정 기준으로 신장이 150cm 이상인 경우 160 이상이면 비만으로 판정하는 지수는?

① 로렐지수(Röhrer index)

② 카우프지수(Kaup index)

③ 베르벡지수(Vervaek index)

④ 체질량지수(Body mass index)

9 「지역보건법」상 보건소의 기능에 해당하지 않는 것은?

① 건강 친화적인 지역사회 여건의 조성

② 지역보건의료정책의 기획, 조사ㆍ연구 및 평가

③ 보건의료기관의 평가인증

④ 지역주민의 건강증진 및 질병예방ㆍ관리를 위한 각종 지역보건의료서비스의 제공

7 산업재해 보상보험의 원리

  ㉠ **사회보험방식** : 사용자 직접보상방식은 산업재해를 당한 근로자에 대한 실질적 보상 실현을 보장하기 어렵기 때문에 국가의 책임하에 이루어지는 사회보험방식을 적용한다.

  ㉡ **무과실책임주의** : 근로자의 업무상 재해에 대하여 근로자와 사용자의 고의·과실여부에 상관없이 보상을 보장한다.

  ㉢ **정률보상주의** : 산재보험에서 현물급여인 요양급여를 제외한 현금급여에 대해서는 산재근로자의 연령, 직종, 노동능력 및 근무시간 등에 상관없이 평균임금을 기초로 하여 법령에서 정한 일정률에 따라 보험급여를 지급한다.

  ㉣ **현실우선주의** : 산재근로자와 유족의 생활을 조기에 안정시키고 보호하기 위하여 현실을 우선하여 적용한다.

8 ① **로렐지수(Röhrer index)** : 학령기 이후 소아에 대한 영양상태 판정 기준으로 충실지수라고도 한다. $\dfrac{체중}{신장^3}\times 10^7$으로 구하며 신장이 150cm 이상인 경우 로렐지수가 160 이상이면 비만으로 판정한다.

  ② **카우프지수(Kaup index)** : 영·유아에 대한 균형 체격을 나타내는 지수로, $\dfrac{체중}{신장^2}\times 10^4$으로 구하며 22 이상을 비만으로 판정한다.

  ③ **베르벡지수(Vervaek index)** : 체격·영양지수로 $\dfrac{체중+흉위}{신장}\times 100$으로 구하며 92 이상을 비만으로 판정한다.

  ④ **체질량지수(Body mass index)** : 성인의 비만을 측정하는 일반적인 방법으로, $\dfrac{체중}{신장(m)^2}$으로 구한다. 한국인 기준 25 이상을 비만으로 판정한다.

9 보건소의 기능 및 업무〈지역보건밥 제11조 제1항〉

  ㉠ 건강 친화적인 지역사회 여건의 조성

  ㉡ 지역보건의료정책의 기획, 조사·연구 및 평가

  ㉢ 보건의료인 및 「보건의료기본법」 제3조 제4호에 따른 보건의료기관 등에 대한 지도·관리·육성과 국민보건 향상을 위한 지도·관리

  ㉣ 보건의료 관련기관·단체, 학교, 직장 등과의 협력체계 구축

  ㉤ 지역주민의 건강증진 및 질병예방·관리를 위한 다음 각 목의 지역보건의료서비스의 제공

  • 국민건강증진·구강건강·영양관리사업 및 보건교육

  • 감염병의 예방 및 관리

  • 모성과 영유아의 건강유지·증진

  • 여성·노인·장애인 등 보건의료 취약계층의 건강유지·증진

  • 정신건강증진 및 생명존중에 관한 사항

  • 지역주민에 대한 진료, 건강검진 및 만성질환 등의 질병관리에 관한 사항

  • 가정 및 사회복지시설 등을 방문하여 행하는 보건의료 및 건강관리사업

  • 난임의 예방 및 관리

정답 및 해설 7.④ 8.① 9.③

10 〈보기〉에서 기술한 역학적 연구 방법은?

> 〈보기〉
> 첫 임신이 늦은 여성에서 유방암 발생률이 높은 원인을 구명하기 위해 1945년에서 1965년까지 내원한 첫 임신이 지연된 대상자를 모집단으로 하여, 내원당시 분석된 호르몬 이상군(노출군)과 기타 원인으로 인한 여성들(비노출군)을 구별하고, 이 두 집단의 유방암 발생 여부를 파악하였다. 1978년에 수행된 이 연구는 폐경 전 여성들의 호르몬 이상군에서, 유방암 발생이 5.4배 높은 것을 밝혀냈다.

① 후향적 코호트 연구
② 전향적 코호트 연구
③ 환자-대조군 연구
④ 단면 연구

11 「정신건강증진 및 정신질환자 복지서비스 지원에 관한법률」상 정신건강증진의 기본이념으로 가장 옳지 않은 것은?

① 모든 정신질환자는 인간으로서의 존엄과 가치를 보장 받고, 최적의 치료를 받을 권리를 가진다.
② 정신질환자의 입원 또는 입소가 최소화되도록 지역사회 중심의 치료가 우선적으로 고려되어야 한다.
③ 정신질환자는 원칙적으로 자신의 신체와 재산에 관한 사항에 대하여 보호자의 동의가 필요하다.
④ 정신질환자는 자신과 관련된 정책의 결정과정에 참여할 권리를 가진다.

12 우리나라 대기환경기준에 포함되지 않는 물질은?

① 아황산가스(SO_2)
② 이산화질소(NO_2)
③ 이산화탄소(CO_2)
④ 오존(O_3)

10 특정 요인에 노출된 집단과 노출되지 않은 집단을 추적하고 연구 대상 질병의 발생률을 비교하여 요인과 질병 발생 관계를 조사하는 연구 방법이므로 코호트 연구이다. 1978년에 수행하면서 과거인 1945년에서 1965년까지의 대상자를 모집단으로 하였으므로 후향적 코호트 연구에 해당한다.

11 정신건강증진의 기본이념〈정신건강증진 및 정신질환자 복지서비스 지원에 관한 법률 제2조〉

　㉠ 모든 국민은 정신질환으로부터 보호받을 권리를 가진다.

　㉡ 모든 정신질환자는 인간으로서의 존엄과 가치를 보장받고, 최적의 치료를 받을 권리를 가진다.

　㉢ 모든 정신질환자는 정신질환이 있다는 이유로 부당한 차별대우를 받지 아니한다.

　㉣ 미성년자인 정신질환자는 특별히 치료, 보호 및 교육을 받을 권리를 가진다.

　㉤ 정신질환자에 대해서는 입원 또는 입소가 최소화되도록 지역 사회 중심의 치료가 우선적으로 고려되어야 하며, 정신건강증진시설에 자신의 의지에 따른 입원 또는 입소가 권장되어야 한다.

　㉥ 정신건강증진시설에 입원등을 하고 있는 모든 사람은 가능한 한 자유로운 환경을 누릴 권리와 다른 사람들과 자유로이 의견교환을 할 수 있는 권리를 가진다.

　㉦ 정신질환자는 원칙적으로 자신의 신체와 재산에 관한 사항에 대하여 스스로 판단하고 결정할 권리를 가진다. 특히 주거지, 의료행위에 대한 동의나 거부, 타인과의 교류, 복지서비스의 이용 여부나 복지서비스 종류의 선택 등을 스스로 결정할 수 있도록 자기결정권을 존중받는다.

　㉧ 정신질환자는 자신에게 법률적·사실적 영향을 미치는 사안에 대하여 스스로 이해하여 자신의 자유로운 의사를 표현할 수 있도록 필요한 도움을 받을 권리를 가진다.

　㉨ 정신질환자는 자신과 관련된 정책의 결정과정에 참여할 권리를 가진다.

12 환경정책기본법 시행령 별표1 〈환경기준〉에 따른 우리나라 대기환경기준에 포함되는 물질과 기준치는 다음과 같다.

항목	기준
아황산가스(SO_2)	• 연간 평균치 : 0.02ppm 이하 • 24시간 평균치 : 0.05ppm 이하 • 1시간 평균치 : 0.15ppm 이하
일산화탄소(CO)	• 8시간 평균치 : 9ppm 이하 • 1시간 평균치 : 25ppm 이하
이산화질소(NO_2)	• 연간 평균치 : 0.03ppm 이하 • 24시간 평균치 : 0.06ppm 이하 • 1시간 평균치 : 0.10ppm 이하
미세먼지(PM-10)	• 연간 평균치 : $50\mu g/m^3$ 이하 • 24시간 평균치 : $100\mu g/m^3$ 이하
초미세먼지(PM-2.5)	• 연간 평균치 : $15\mu g/m^3$ 이하 • 24시간 평균치 : $35\mu g/m^3$ 이하
오존(O_3)	• 8시간 평균치 : 0.06ppm 이하 • 1시간 평균치 : 0.1ppm 이하
납(Pb)	• 연간 평균치 : $0.5\mu g/m^3$ 이하
벤젠	• 연간 평균치 : $5\mu g/m^3$ 이하

정답 및 해설 10.① 11.③ 12.③

13 개인 수준의 건강행태 모형에 해당하지 않는 것은?

① 건강믿음모형(Health Belief Model)

② 범이론적 모형(Transtheoretical Model)

③ 계획된 행동이론(Theory of Planned Behavior)

④ 의사소통이론(Communication Theory)

14 식품 변질에 대한 설명으로 가장 옳은 것은?

① 부패 : 탄수화물이나 지질이 산화에 의하여 변성되어 맛이나 냄새가 변하는 것

② 산패 : 단백질 성분이 미생물의 작용으로 분해되어 아민류와 같은 유해물질이 생성되는 것

③ 발효 : 탄수화물이 미생물의 작용을 받아 유기산이나 알코올 등을 생성하는 것

④ 변패 : 유지의 산화현상으로 불쾌한 냄새나 맛을 형성하는 것

15 〈보기〉에서 설명하는 것은?

〈보기〉
인위적으로 항원을 체내에 투입하여 항체가 생성되도록 하는 방법으로 생균백신, 사균백신, 순화독소 등을 사용하는 예방접종으로 얻어지는 면역을 말한다.

① 수동면역(passive immunity)

② 선천면역(natural immunity)

③ 자연능동면역(natural active immunity)

④ 인공능동면역(artificial active immunity)

13 ④ 의사소통이론은 혁신확산이론, 사회마케팅, PRECEDE-PROCEED 모형, 지역사회 및 조직변화이론 등과 함께 지역사회 및 집단 수준의 건강행태 모형에 해당한다.

※ **개인 수준의 건강행태 모형**

ㄱ **건강믿음모형** : 건강행위를 취하고 취하지 않는 것은 물리적 환경보다 개인의 주관적인 믿음에 따라 결정된다.

ㄴ **계획적 행동이론** : 인간의 건강행위를 태도와 주관적 규범의 두 가지 변수로 설명한 합리적 행동이론에 행위 통제에 대한 인식 요인을 더하여 설명하는 이론이다.

ㄷ **건강증진모형** : 건강에 영향을 미치는 개인의 특성과 경험, 개인이 처한 환경적 요인에 중점을 두고 건강증진을 향상시키는 관련 요인을 조사하는 모형이다.

ㄹ **범이론적 모형** : 개인이 어떻게 건강행위를 시작하고 유지하는가에 대한 행위변화의 원칙과 과정을 설명하는 통합적인 모형이다.

14 ① **부패** : 단백질과 질소 화합물을 함유한 식품이 자가소화 또는 미생물 및 부패세균 등의 효소작용으로 인해 분해되어 아민류와 같은 독성물질과 악취가 발생하는 현상

② **산패** : 지방이 미생물이나 산소, 햇빛, 금속 등에 의하여 산화 분해되어 불쾌한 냄새나 맛을 형성하는 것

④ **변패** : 탄수화물(당질)과 지질이 산화에 의하여 변성되어 비정상적인 맛과 냄새가 나는 현상

15 능동면역과 수동면역

ㄱ **능동면역** : 체내의 조직세포에서 항체가 만들어지는 면역으로 비교적 장기간 지속된다.
•자연능동면역 : 질병을 앓고 난 후 생기는 면역
  ex) 홍역, 수두 등을 앓고 난 뒤
•인공능동면역 : 인공적으로 항원을 투여해서 얻는 면역 = 예방접종
  ex) 볼거리, 풍진, 결핵, 소아마비, 일본뇌염 등의 예방주사

ㄴ **수동면역** : 이미 형성된 면역원을 주입하는 것으로, 능동면역보다 효과가 빠르지만 빨리 사라진다.
•자연수동면역 : 모체의 태반을 통해 얻는 면역
•인공수동면역 : 면역혈청 등을 통해 얻는 면역

※ **면역의 종류**

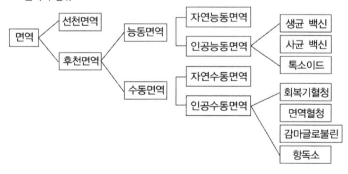

16 미국 메릴랜드 주의 '골든 다이아몬드(golden diamond)' 방식은 보건사업 기획의 어느 단계에 사용되는가?

① 현황분석
② 우선순위 결정
③ 목적과 목표 설정
④ 전략과 세부사업 결정

17 1842년 「영국 노동 인구의 위생상태에 관한 보고서(Report on the sanitary condition of the labouring population of Great Britain)」G를 작성하여 공중보건 활동과 보건행정조직의 중요성을 알린 사람은?

① 레벤후크(Leeuwenhoek)
② 존 그랜트(John Graunt)
③ 채드윅(Edwin Chadwick)
④ 존 스노우(John Snow)

16 미국 메릴랜드 주의 '골든 다이아몬드' 방식은 상대적 기준을 사용하는 방법으로, 주요 건강문제를 선정한 후 이들 건강문제의 이환율과 사망률, 변화의 경향을 미국 전체와 비교하여 '주가 좋음', '같음', '주가 나쁨'으로 구분하여 골든 다이아몬드 상자에 표시한 것에서 유래하였다. 이 방법은 보건사업 기획 단계 중 우선순위 결정에서 활용할 수 있는 것으로 다이아몬드의 위쪽일수록 그 우선순위가 높다.

※ 미국 메릴랜드 주의 '골든 다이아몬드' 방식 사례

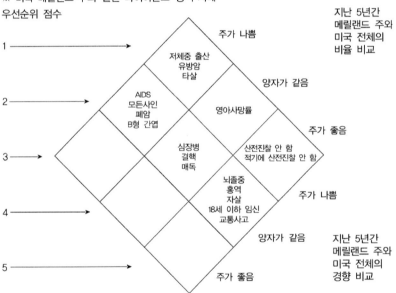

17 에드윈 채드윅(Edwin Chadwick)은 근대 유럽 보건사상 가장 중요한 문헌인 「영국 노동 인구의 위생상태에 관한 조사보고서」를 발표해 질병 관리의 중요성을 주창했다. 그는 이 보고서를 통해 노동자의 조기 사망과 나쁜 건강은 그들이 살고 있는 곳의 환경적 요건과 관련 있음을 밝혀내고 공중보건의 중요성을 제기했다. 채드윅의 조사 결과는 공중위생법 제정과 영국 정부 내 보건국 창설로 이어졌다.

① 레벤후크(Leeuwenhoek) : 현미경을 발명해 육안으로 볼 수 없었던 미생물을 발견하였다.

② 존 그랜트(John Graunt) : 정치산술(political arithmetic)의 창시자로, 인구 현상에 관하여 정치적·사회적 요소의 작용을 파악함으로써 자연적·수량적 법칙성을 다룬 『사망표에 관한 자연적 및 정치적 제관찰』을 집필하였다.

④ 존 스노우(John Snow) : 역학의 선구자로 1854년 런던 소호에서 창궐한 콜레라가 오염된 물을 통해 퍼졌다는 사실을 역학 조사를 통해 밝혀냈다.

18 2020년 이후 선진·개도국 모두 온실가스 감축에 동참하는 신기후체제 근간을 마련하여 기존 교토의정서를 대체하는 협정을 체결한 기후변화협약 당사국 총회는?

① 제19차 당사국 총회(폴란드 바르샤바)

② 제20차 당사국 총회(페루 리마)

③ 제21차 당사국 총회(프랑스 파리)

④ 제22차 당사국 총회(모로코 마라케시)

19 버스정류장을 금연구역으로 지정하는 것과 관련된 보건의료의 사회경제학적 특성은?

① 불확실성

② 외부효과

③ 공급의 독점성

④ 정보의 비대칭성

20 손상(injury)을 발생시키는 역학적 인자 3가지에 해당 하지 않는 것은?

① 인적 요인

② 장애 요인

③ 환경적 요인

④ 매개체 요인

18 프랑스 파리에서 열린 기후변화협약 제21차 당사국 총회에서는 2020년 이후 선진·개도국 모두 온실가스 감축에 동참하는 신기후체제 근간을 마련하여 기존 교토의정서를 대체하는 협정을 체결하였다.

※ 교토의정서와 신기후체제 비교

구분	교토의정서	신기후체제
범위	온실가스 감축에 초점	온실가스 감축을 포함한 포괄적 대응(감축/적응/재정지원/기술이전/역량강화/투명성 등)
감축 대상국가	37개 선진국 및 EU(미국/중국/일본/캐나다/러시아/뉴질랜드 등 이탈)	선진국 및 개도국 모두 포함
목표 설정방식	하향식	상향식
적용시기	1차 공약기간 : 2008 ~ 2012년 2차 공약기간 : 2013 ~ 2020년	2020년 이후 발효 예정

19 외부효과(external effect)는 한 사람의 행위가 다른 사람에게 일방적으로 이익을 주거나 손해를 끼치는 경우로, 보건의료 분야에서 외부효과가 나타나는 사례가 빈번하지는 않지만 일단 발생하면 큰 영향을 미친다. 감염병의 전염이나 간접흡연으로 인한 폐암 발병 등이 여기에 해당한다. 외부효과가 존재하는 경우에 이를 시장에 맡겨두면 외부효과가 제대로 제거되지 않으므로 정부가 강제로 개입하여 해결해야 할 필요가 있다.

※ 보건의료의 사회경제적 특성
　ⓐ 정보의 비대칭성(소비자의 무지)
　ⓑ 면허제도에 의한 공급의 법적 독점 및 비탄력성
　ⓒ 수요예측의 불확실성
　ⓓ 필수재, 공공재, 우량재
　ⓔ 외부효과의 존재
　ⓕ 소비적 요소와 투자적 요소의 혼재
　ⓖ 수요와 공급의 불일치와 동시성
　ⓗ 노동·자본 집약적 서비스

20 현재 보편적으로 통용되고 있는 손상의 정의는 질병 이외의 외부적 요인에 의해 다치는 것 즉, '의도적 혹은 비의도적 사고의 결과로서 발생하는 신체나 정신에 미치는 건강상의 해로운 결과'로 규정하고 있다(WHO, 1989). 1940년대 보건학자 Gordon에 의해 손상이 다른 질병과 마찬가지로 유행과 계절적 변화, 장기간의 추세, 인구학적 분포를 가진다고 밝혀지면서 손상에도 고위험군(High-Risk Group)이 있으며 인적요소(Host)와 매개체(Agent), 환경(Environment)의 세 요소가 서로 관련되어 있어 이를 적절히 통제함으로써 예방이 가능하다는 개념이 대두되었다.

정답 및 해설 18.③　19.②　20.②

1 공중보건의 역사적 사건 중 가장 먼저 발생한 사건은?

① 제너(E. Jenner)가 우두 종두법을 개발하였다.

② 로버트 코흐(R. Koch)가 결핵균을 발견하였다.

③ 베니스에서는 페스트 유행지역에서 온 여행자를 격리하였다.

④ 독일의 비스마르크(Bismarck)에 의하여 세계 최초로 「질병보험법」이 제정되었다.

2 「교육환경 보호에 관한 법률」상 교육환경보호구역 중 절대보호구역의 기준으로 가장 옳은 것은?

① 학교 출입문으로부터 직선거리로 50미터까지인 지역

② 학교 출입문으로부터 직선거리로 100미터까지인 지역

③ 학교 출입문으로부터 직선거리로 150미터까지인 지역

④ 학교 출입문으로부터 직선거리로 200미터까지인 지역

3 자연독에 의한 식중독의 원인이 되는 독성분이 아닌 것은?

① 테트로도톡신(tetrodotoxin)

② 엔테로톡신(enterotoxin)

③ 베네루핀(venerupin)

④ 무스카린(muscarine)

1 ③ 1348년
　① 1798년
　② 1882년
　④ 1883년
　③ 베니스에서는 1348년에 오염되었거나 의심이 가는 배와 여행자의 입항을 금지시켰으며, 라구사에서는 페스트 유행 지역에서 온 여행자는 항구밖의 일정한 장소에서 질병이 없어질 때까지 2개월간 머물다가 입항이 허락되었다. 이것은 역사적으로 검역의 시초가 되었다. 그 후 1383년에 프랑스 항구도시에서 최초로 검역법이 통과되었으며, 처음으로 검역소가 설치, 운영되었던 것은 감염병 예방이라는 측면에서 중요한 업적이라 할 수 있다.

2 교육환경보호구역의 설정〈교육환경 보호에 관한 법률 제8조〉
　㉠ **절대보호구역**: 학교출입문으로부터 직선거리로 50미터까지인 지역(학교설립예정지의 경우 학교경계로부터 직선거리 50미터까지인 지역)
　㉡ **상대보호구역**: 학교경계등으로부터 직선거리로 200미터까지인 지역 중 절대보호구역을 제외한 지역

3 ② 병원성 포도상 구균이 만들어 내는 내열성 독소로 오심, 복통, 구토, 설사 따위를 일으킨다.
　※ 자연독에 의한 식중독

종류		원인독소
동물성 식중독	복어	테트로도톡신
	바지락, 굴	베네루핀
	조개	미틸로톡신
식물성 식중독	버섯	무스카린
	감자	솔라닌
	맥각(보리)	에르고톡신
	매실	아미그달린
	옥수수나 견과류	아플라톡신

정답 및 해설 1.③　2.①　3.②

4 카드뮴(Cd) 중독으로 인한 일본의 환경오염 문제를 사회적으로 크게 부각시킨 것으로 가장 옳은 것은?

① 욧카이치 천식
② 미나마타병
③ 후쿠시마 사건
④ 이타이이타이병

5 '(근로손실일수/연 근로시간 수)×1,000'으로 산출하는 산업재해 지표는?

① 건수율
② 강도율
③ 도수율
④ 평균손실일수

6 사회보험(social insurance)에 대한 설명으로 가장 옳은 것은?

① 보험료는 지불능력에 따라 부과한다.
② 주로 저소득층을 대상으로 한다.
③ 가입은 개인이 선택하는 임의가입 방식이다.
④ 급여는 보험료 부담수준에 따라 차등적으로 제공한다.

4 ④ 기후현 가미오카에 있는 미츠이 금속광업 가미오카 광산에서 아연을 제련할 때 광석에 포함되어 있던 카드뮴을 제거하지 않고 그대로 강에 버린 것이 원인으로 증상 진행에 대해서는 아직 완전히 해명되어 있지는 않지만, 카드뮴에 중독되면 신장에 문제가 발생하여 임신, 내분비계에 이상이 오고 칼슘이 부족하게 된다. 이로 인해 뼈가 물러져서 이타이이타이병이 나타나는 것으로 파악된다.

① 1950년대 일본 욧가이치 시의 석유 화학 공단에서 이산화질소 따위의 유해 물질이 배출되어 발생한 대기 오염 사건으로 각종 호흡기 질환으로 1,231명의 피해자와 80여 명의 사망자를 낳았다.

② 수은중독으로 인해 발생하는 다양한 신경학적 증상과 징후를 특징으로 하는 증후군이다. 1956년 일본의 구마모토현 미나마타시에서 메틸수은이 포함된 조개 및 어류를 먹은 주민들에게서 집단적으로 발생하면서 사회적으로 큰 문제가 되었다. 문제가 되었던 메틸수은은 인근의 화학 공장에서 바다에 방류한 것으로 밝혀졌고, 2001년까지 공식적으로 2265명의 환자가 확인되었다. 1965년에는 니가타 현에서도 대규모 수은중독이 확인되었다.

③ 후쿠시마 제1 원자력 발전소 사고는 2011년 3월 11일 도호쿠 지방 태평양 해역 지진으로 인해 JMA진도 7, 규모 9.0의 지진과 지진 해일로 도쿄전력이 운영하는 후쿠시마 제1 원자력 발전소의 원자로 1-4호기에서 발생한 누출 사고이다.

5 ② 1,000 근로시간당 재해로 인한 근로손실일수
① (재해건수/평균 실근로자수)×1,000
③ (재해건수/연근로시간수)×1,000,000
④ (손실노동시간수/사고건수)×1,000

6 ② 공공부조제도에 대한 설명이다.
③④ 민간보험에 관한 설명이다.
※ 사회보험과 민간보험 비교

구분	사회보험	민간보험
목적	최저생계보장 또는 기본적 의료보장	개인적 필요에 따른 보장
가입의 강제성	강제가입 (집단보험)	임의가입 (개별보험)
부양성	국가 또는 사회 부양설	없음
보험보호대상	질병, 분만, 산재, 노령, 실업 폐질에 국한	발생위험률을 알 수 있는 대상
수급권	법적 수급권	계약적 수급권
독점/경쟁	정부 및 공공기관 독점	자유경쟁
공동부담 여부	공동 부담의 원칙	본인 부담 위주
재원부담	능력비례 부담	능력무관 (동액 부담)
보험료 부담방식	주로 정률제	주로 정액제
보험료 수준	위험률 상당이하 요율	위험률 비례요율 (경험률)
보험자의 위험선택	할 수 없음	할 수 있음
급여수준	균등급여	차등급여 (기여비례보상)
인플레이션 대책	가능	취약함

정답 및 해설 4.④ 5.② 6.①

7 수질오염평가에서 오염도가 낮을수록 결과치가 커지는 지표는?

① 화학적 산소요구량(COD)

② 과망가니즈산칼륨 소비량($KMnO_4$ demand)

③ 용존산소(DO)

④ 생화학적 산소요구량(BOD)

8 식품의 보존방법 중 화학적 보존방법에 해당하는 것은?

① 절임법

② 가열법

③ 건조법

④ 조사살균법

9 제4차 국민건강증진종합계획(Health Plan 2020)의 주요사업 분야의 내용으로 가장 옳지 않은 것은?

① 안전환경보건 - 식품안전, 손상예방

② 만성퇴행성질환과 발병위험 요인관리 - 구강보건, 정신보건

③ 인구집단 건강관리 - 근로자건강증진, 학교보건

④ 건강생활 실천확산 - 신체활동, 비만관리

10 기후변화(지구온난화)의 원인이 되는 온실가스 중 배출량이 가장 많은 물질은?

① 일산화탄소(CO)

② 메탄가스(CH_4)

③ 질소(N_2)

④ 이산화탄소(CO_2)

7 ③ 용존산소는 물의 오염도가 낮고, 물속 식물의 광합성량이 증가할수록 커진다.
① 물속의 유기물을 산화제로 산화하는 데에 소비되는 산소의 양으로 수치가 클수록 오염이 심함을 나타낸다.
② 과망가니즈산칼륨 소비량 측정으로 지표수의 오염도를 알 수 있는데, 소모된 과망가니즈산칼륨의 양이 많다는 것은 하수, 분뇨, 공장폐수 등 유기물이 다량 함유된 오수에 의해 오염되었다는 것을 의미한다.
④ 물속에 있는 미생물이 유기물을 분해하는데 필요한 산소 소모량을 말하는데, BOD가 높을수록 오염된 물이다.

8 ① 식품에 소금, 설탕, 식초를 넣어 삼투압 또는 pH를 조절함으로써 부패미생물의 발육을 억제하는 방법이며 김치, 젓갈, 잼, 가당연유, 마늘절임, 피클 등에 이용된다.
② 끓이거나 삶는 방법으로 식품에 부착된 미생물을 사멸시키고, 조직 중의 각종 효소를 불활성화시켜 자기소화작용을 저지함으로써 식품의 변질을 막는 방법이다.
③ 식품의 수분 함량을 낮춤으로써 미생물의 발육과 성분변화를 억제하는 방법이다. 천일건조는 햇볕이나 응달에서 말리는 방법으로 건포도, 곶감, 건어물, 산채 등에 사용되어왔고, 인공건조는 열풍, 분무, 피막, 냉동을 이용하는 방법으로 분유, 분말커피, 인스턴트 수프, 건조과일 등의 고급식품에 사용된다.
④ 방사선조사 살균방법은 식품에 열이 거의 발생되지 않고 물리적·화학적 변화없이 원래 상태를 그대로 유지하면서 살균하는 기술로, 주로 식품의 식중독균 살균 및 유해 해충을 죽이는 데 이용된다.
※ 식품 보존의 방법
　　㉠ 물리적 방법 : 냉장, 냉동, 가열, 건조, 공기조절
　　㉡ 화학적 방법 : 염장, 당장, 산첨가, 보존료, 훈연, 천연물 첨가

9 국민건강증진종합계획은 국민들의 적극적인 건강증진 및 질병예방 정책을 추진하기 위해 국가에서 수립하는 계획으로, 1995년 국민건강증진법 제정하면서 주요 과제별 건강목표를 선정하고 그 목표를 달성할 수 있도록 일관성 있는 건강정책을 추진하는 계획이다. 보건복지부장관은 국민건강증진정책심의위원회의 심의를 거쳐 국민건강증진종합계획을 5년마다 수립하도록 하고 있으며 포함되는 사항은 다음과 같다.
㉠ 국민건강증진의 기본목표 및 추진방향
㉡ 국민건강증진을 위한 주요 추진과제 및 추진방법
㉢ 국민건강증진에 관한 인력의 관리 및 소요재원의 조달방안
㉣ 제22조의 규정에 따른 국민건강증진기금의 운용방안
㉤ 아동·여성·노인·장애인 등 건강취약 집단이나 계층에 대한 건강증진 지원방안
㉥ 국민건강증진 관련 통계 및 정보의 관리 방안
㉦ 그 밖에 국민건강증진을 위하여 필요한 사항
제3차 국민건강증진종합계획(HP 2020)의 주요사업 분야

건강생활실천	만성퇴행성질환과 발병위험 요인관리	감염질환 관리	안전환경보건	인구집단 건강관리
금연 절주 신체활동 영양	암 건강검진 관절염 심뇌혈관질환 비만 정신건강 구강건강	예방접종 비상방역체계 의료관련감염 결핵 에이즈	식품안전 손상예방	모성건강 영유아건강 노인건강 근로자건강증진 군인건강증진 학교보건 취약가정건강 장애인 건강

10 이산화탄소(CO_2)가 88.6%로 가장 크고, 메탄(CH_4) 4.8%, 아산화질소(N_2O) 2.8%, 기타 수소불화탄소(HFCs), 과불화탄소(PFCs), 육불화황(SF_6)를 합쳐서 3.8% 순이다.

정답 및 해설 7.③　8.①　9.④　10.④

11 〈보기〉에서 설명하는 표본추출 방법으로 가장 옳은 것은?

> 모집단에서 일련의 번호를 부여한 후 표본추출간격을 정하고 첫 번째 표본은 단순임의추출법으로 뽑은 후 이미 정한 표본추출간격으로 표본을 뽑는 방법이다.

① 집락추출법(cluster sampling)
② 층화임의추출법(stratified random sampling)
③ 계통추출법(systematic sampling)
④ 단순임의추출법(simple random sampling)

12 연구시작 시점에서 폐암에 이환되지 않은 사람을 대상으로 흡연자와 비흡연자를 20년간 추적조사하여 폐암 발생 여부를 규명하는 역학조사 방법은?

① 전향적 코호트연구
② 환자대조군연구
③ 단면연구
④ 후향적 코호트연구

13 「모자보건법」에 따른 모자보건 대상에 대한 정의로 가장 옳지 않은 것은?

① "영유아"란 출생 후 6년 미만인 사람을 말한다.
② "모성"이란 임산부와 가임기(可姙期) 여성을 말한다.
③ "임산부"란 임신 중이거나 분만 후 8개월 미만인 여성을 말한다.
④ "신생아"란 출생 후 28일 이내의 영유아를 말한다.

11 ① 모집단에서 집단을 일차적으로 표집한 다음, 선정된 각 집단에서 구성원을 표본으로 추출하는 다단계 표집 방법이다. 주로 모집단을 총망라한 목록을 수집하기가 현실적으로 불가능할 때 사용될 수 있다.

② 모집단을 서로 겹치지 않는 여러 개의 층으로 분할한 후 각 층에서 배정된 표본을 단순임의추출법에 따라 추출하는 방법이다.

④ 통계조사에서 가장 기본이 되는 표본추출법으로 단순임의추출법을 사용하기 위해서는, 먼저 모든 단위들의 목록인 추출틀이 마련되어 있어야 한다.

12 ①④ 코호트연구는 모집단에서 어떤 질병의 원인으로 의심되는 위험요인에 노출된 집단과 노출되지 않은 집단을 대상으로 일정 기간 두 집단의 질병발생 빈도를 추적조사하여 위험요인에 대한 노출과 특정 질병발생의 연관성을 규명하는 분석역학 연구의 하나이다. 전향적 연구는 연구를 시작하기로 결정 후, 연구대상자를 선정하고 팔로우업을 시작하는 것이며, 후향적 연구는 팔로우업을 다하고 이미 데이터가 만들어져 있는 상태에서 시작하는 연구이다.

② 특정 질병의 유무로 환자군과 대조군을 선정하여 질환 요인에 대한 과거 혹은 현재의 노출 상태를 조사하고 두 군 간 노출 정도의 차이를 비교하는 연구 방법이다. 환자군과 대조군 사이에 요인 노출의 정도 차이가 존재한다면, 그 요인이 질병 발생과 연관이 있다고 추론할 수 있다.

③ 인구집단을 특정한 시점이나 기간 내에 질병을 조사하고 질병과 인구집단의 관련성을 연구하는 방법이다. 한번에 대상집단의 질병양상과 이에 관련된 여러 속성을 동시에 파악할 수 있으며, 경제적이므로 자주 사용된다.

13 ③ "임산부"란 임신 중이거나 분만 후 6개월 미만인 여성을 말한다〈모자보건법 제2조〉.

※ 모자보건 대상에 대한 정의

㉠ "임산부"란 임신 중이거나 분만 후 6개월 미만인 여성을 말한다.

㉡ "모성"이란 임산부와 가임기(可姙期) 여성을 말한다.

㉢ "영유아"란 출생 후 6년 미만인 사람을 말한다.

㉣ "신생아"란 출생 후 28일 이내의 영유아를 말한다.

㉤ "미숙아(未熟兒)"란 신체의 발육이 미숙한 채로 출생한 영유아로서 대통령령으로 정하는 기준에 해당하는 영유아를 말한다.

㉥ "선천성이상아(先天性異常兒)"란 선천성 기형(奇形) 또는 변형(變形)이 있거나 염색체에 이상이 있는 영유아로서 대통령령으로 정하는 기준에 해당하는 영유아를 말한다.

㉦ "인공임신중절수술"이란 태아가 모체 밖에서는 생명을 유지할 수 없는 시기에 태아와 그 부속물을 인공적으로 모체 밖으로 배출시키는 수술을 말한다.

㉧ "모자보건사업"이란 모성과 영유아에게 전문적인 보건의료서비스 및 그와 관련된 정보를 제공하고, 모성의 생식건강(生殖健康) 관리와 임신·출산·양육 지원을 통하여 이들이 신체적·정신적·사회적으로 건강을 유지하게 하는 사업을 말한다.

㉨ "산후조리업(産後調理業)"이란 산후조리 및 요양 등에 필요한 인력과 시설을 갖춘 곳(이하 "산후조리원"이라 한다)에서 분만 직후의 임산부나 출생 직후의 영유아에게 급식·요양과 그 밖에 일상생활에 필요한 편의를 제공하는 업(業)을 말한다.

㉩ "난임(難姙)"이란 부부(사실상의 혼인관계에 있는 경우를 포함한다. 이하 이 호에서 같다)가 피임을 하지 아니한 상태에서 부부간 정상적인 성생활을 하고 있음에도 불구하고 1년이 지나도 임신이 되지 아니하는 상태를 말한다.

㉪ "보조생식술"이란 임신을 목적으로 자연적인 생식과정에 인위적으로 개입하는 의료행위로서 인간의 정자와 난자의 채취 등 보건복지부령으로 정하는 시술을 말한다.

정답 및 해설 11.③ 12.① 13.③

14 PRECEDE-PROCEED 모델에서 유병률, 사망률, 건강문제 등을 규명하는 단계로 가장 옳은 것은?

① 사회적 진단

② 역학적 진단

③ 교육생태학적 진단

④ 행정 및 정책 진단

15 〈보기〉와 같은 인구구조를 가진 지역사회의 노년 부양비는?

연령(세)	인구(명)
0~14	200
15~44	600
45~64	400
65~79	110
80 이상	40

① 11.1%

② 13.3%

③ 15%

④ 25%

14 ㉠ 사회적 진단
- 대상 인구집단의 삶의 질에 영향을 미치는 사회적 문제요인 규명함, 삶의 질을 방해하는 주요 장애물이 무엇인가?
- 객관적 사정 : 범죄율, 고용률, 실업률, 인구밀도, 결근율, 특정질병의 사망률
- 주관적 사정 : 대상 인구집단의 적응과 삶의 만족도 등

㉡ 역학적 진단
- 1단계에서 규명된 삶의 질에 영향을 미치는 구체적인 건강문제를 규명, 그 건강문제의 우선순위를 정하여 제한된 자원을 사용할 가치가 가장 큰 건강문제를 규명하는 단계
- 대상집단의 건강문제의 범위, 분포, 원인 기술하여, 건강문제의 상대적 중요성 제시
* 건강문제를 나타내는 지표 : 유병률, 발생률, 빈도율, 사망율, 이환율, 장애율, 불편감, 불만족, 평균여명, 체력상태

㉢ **행위 및 환경적 진단** : 역학적 사정에서 확인된 건강문제와 원인적으로 연결된 것으로 보이는 건강관련행위와 환경요인을 규명
- 행위 사정 : 건강문제 관련요인의 분류 → 행위의 분류 → 행위의 등급화 → 행위변화가능성에 따른 등급화 → 표적행위 선택
- 환경사정 : 변화 가능한 환경요인의 규명 → 중요도에 따른 환경요인들 분류 → 변화 가능한 환경요인들 분류 → 표적 환경요인 결정
- 건강문제의 원인적행위요인 : 흡연, 과음, 고지방식이, 좌식생활, 운동행위
- 환경적요인 : 운동시설, 건강진단 시설 유무 및 접근용이도, 금연구역 설정유무와 실천정도

㉣ 교육 및 조직적 진단
- 성향요인 : 행위에 영향을 주는 내재된 요인. 개인이 가지고 있는 건강에 대한 지식, 태도, 신념, 가치관, 자기효능 등을 확인하는 것
- 강화요인 : 보상, 칭찬, 처벌 등과 같이 동기를 부여하는 요인
- 촉진요인 : 행위가 실제로 나타날 수 있도록 하는 행위 이전의 요인으로 개인이나 조직으로 하여금 행동할 수 있도록 하는 요인. 보건의료 및 지역사회자원의 이용가능성, 접근성, 시간적 여유, 개인의 기술, 개인 및 지역사회의 자원이 포함됨.

㉤ **행정 및 정책적 진단** : 보건교육 프로그램을 실행하는데 관련된 행정적, 정책적 문제(예산, 자원, 시간, 프로그램 수행시의 장애, 지원 정책)를 진단한다.

㉥ 실행

㉦ **과정평가** : 수행이 정책, 이론적 근거, 프로토콜을 따라 잘 이루어졌는지 평가

㉧ **영향평가** : 대상행위, 성향요인, 촉진요인, 강화요인, 행위에 영향을 미치는 환경요인이 목표행동에 미치는 즉각적인 효과에 대해 평가

㉨ **결과평가** : 진단 초기단계에서 사정된 건강상태와 삶의 질 변화 평가

15 생산가능인구(15~64세) 100명에 대한 고령인구(65세 이상)의 비
* 노년부양비 = 고령인구(65세 이상) ÷ 생산가능인구(15~64세) × 100
$(110 + 40) \div (600 + 400) \times 100 = 150 \div 1000 \times 100 = 15$

정답 및 해설 4.② 15.③

16 어느 지역에서 코로나19(COVID-19) 환자가 1,000여 명 발생했을 때, 가장 먼저 실시해야 할 역학연구는?

① 기술역학　　　　　　　　　　② 분석역학
③ 실험역학　　　　　　　　　　④ 이론역학

17 SWOT 전략 중 외부의 위험을 피하기 위해 사업을 축소 및 폐기하는 방어적 전략은?

① SO 전략　　　　　　　　　　② WO 전략
③ ST 전략　　　　　　　　　　④ WT 전략

18 레벨과 클라크(Leavell&Clark)의 질병의 자연사에서 불현성 감염기에 취해야 할 예방조치로 가장 옳은 것은?

① 재활 및 사회복귀
② 조기진단과 조기치료
③ 악화방지를 위한 적극적 치료
④ 지역사회 전체에 대한 예방접종

19 고혈압으로 인한 뇌졸중 발생의 상대위험도(relative risk)를 〈보기〉의 표에서 구한 값은?

(단위 : 명)

	뇌졸중 발생	뇌졸중 비발생	계
고혈압	90	110	200
정상혈압	60	140	200
계	150	250	400

① (60/200) / (90/200)　　　　② (90/150) / (110/250)
③ (110/250) / (90/150)　　　　④ (90/200) / (60/200)

16 역학적 연구방법

역학 분류	개념
기술역학	제1단계 역학 : 임상의학에서 활용된다.
분석역학	제2단계 역학 : 후향성 조사(기왕력 조사), 단면적 조사와 전향성 조사연구가 있다.
실험역학	실험군과 대조군으로 나누어 비교 관찰하는 역학이다.
이론역학	제3단계 역학 : 여러 요인간의 상호관계를 수학 또는 통계학적으로 규명하는 역학이다.
임상역학	질병을 지역사회 입장에서 이해하는 역학이다.
유전역학	질병발생의 숙주요인을 유전학적 방법으로 해명하는 역학이다.
작전역학	계통적 연구를 통해 서비스 향상을 목적으로 하는 역학이다.

17 SWOT 분석을 통한 SWOT 전략

구분	기회(O)	위협(T)
강점(S)	SO전략 강점을 가지고 기회를 살리는 전략	ST전략 강점을 가지고 위협을 최소화하는 전략
약점(W)	WO전략 약점을 보완하며 기회를 살리는 전략	WT전략 약점을 보완하며 위협을 최소화하는 전략

18 레벨과 클라크(Leavell&Clark)의 질병의 자연사
ㄱ 1차 예방 : 비병원성기, 초기병원성기 – 질병방생억제단계
　적극적 예방 : 환경위생, 건강증진, 생화환경개선
　소극적 예방 : 특수예방, 예방접종
ㄴ 2차 예방 : 불현성질환기, 발현성질환기 – 조기발견과 조기치료단계
ㄷ 3차 예방 : 회복기 – 재활 및 사회복귀 단계, 잔여기능의 최대화

19

질병발생 요인노출	예	아니오	합계
예	a	b	a+b
아니오	c	d	c+d
합계	a+c	b+d	n=a+b+c+d

상대위험= $\dfrac{\text{요인에 노출된 집단에서 질병이 발생할 위험}}{\text{요인에 노출되지 않은 집단에서 질병이 발생할 위험}}$

$$= \frac{\dfrac{a}{(a+b)}}{\dfrac{c}{(c+d)}} = \frac{a(c+d)}{c(a+b)}$$

정답 및 해설 16.① 17.④ 18.② 19.④

20 근로자의 건강을 보호하기 위한 조치로 가장 옳지 않은 것은?

① 「근로기준법」및 동법 시행령에 따라 취직인허증을 지니지 않은 15세 미만인 자는 근로자로 사용하지 못한다.

② 「근로기준법」및 동법 시행령에는 임산부를 위한 사용금지 직종을 규정하고 있다.

③ 근로 의욕과 생산성을 위하여 근로자를 적재적소에 배치한다.

④ 「근로기준법」상 수유시간은 보장되지 않는다.

20 ④ 생후 1년 미만의 유아(乳兒)를 가진 여성 근로자가 청구하면 1일 2회 각각 30분 이상의 유급 수유 시간을 주어야 한다〈근로기준법 제75조〉.

① 〈근로기준법 제64조〉
② 임산부 등의 사용금지직종〈근로기준법 시행령 별표4〉

구분	사용금지직종
임신 중인 여성	㉠ 「산업안전기준에 관한 규칙」 제59조와 제60조에서 규정한 둥근톱으로서 지름 25센티미터 이상, 같은 규칙 제61조와 제62조에서 규정하는 띠톱으로서 풀리(Pulley)의 지름 75센티미터 이상의 기계를 사용하여 목재를 가공하는 업무 ㉡ 「산업안전기준에 관한 규칙」 제5편제3장과 제4장에 따른 정전작업, 활선작업 및 활선근접작업 ㉢ 「산업안전기준에 관한 규칙」 제6편제2장제3절에서 규정한 통나무비계의 설치 또는 해체업무와 제6편제5장에 따른 건물 해체작업(지상에서 작업을 보조하는 업무를 제외한다) ㉣ 「산업안전기준에 관한 규칙」 제6편제3장제3절에서 규정하는 터널작업, 같은 규칙 제439조에 따른 추락위험이 있는 장소에서의 작업, 같은 규칙 제452조에 따른 붕괴 또는 낙하의 위험이 있는 장소에서의 작업 ㉤ 「산업보건기준에 관한 규칙」 제58조제4호에 따른 진동작업 ㉥ 「산업보건기준에 관한 규칙」 제69조제2호 및 제3호에 따른 고압작업 및 잠수작업 ㉦ 「산업보건기준에 관한 규칙」 제108조에 따른 고열작업이나 한랭작업 ㉧ 「원자력법」 제97조에 따른 방사선 작업 종사자 등의 피폭선량이 선량한도를 초과하는 원자력 및 방사선 관련 업무 ㉨ 납, 수은, 크롬, 비소, 황린, 불소(불화수소산), 염소(산), 시안화수소(시안산), 2-브로모프로판, 아닐린, 수산화칼륨, 페놀, 에틸렌글리콜모노메틸에테르, 에틸렌글리콜모노에틸에테르, 에틸렌글리콜모노에틸에테르 아세테이트, 염화비닐, 벤젠 등 유해물질을 취급하는 업무 ㉩ 사이토메갈로바이러스(Cytomegalovirus)·B형 간염 바이러스 등 병원체로 인하여 오염될 우려가 짙은 업무. 다만, 의사·간호사·방사선기사 등으로서 면허증을 소지한 자 또는 양성 중에 있는 자를 제외한다. ㉪ 신체를 심하게 펴거나 굽힌다든지 또는 지속적으로 쭈그려야 하거나 앞으로 구부린 채 있어야 하는 업무 ㉫ 연속작업에 있어서는 5킬로그램 이상, 단속작업에 있어서는 10킬로그램 이상의 중량물을 취급하는 업무 ㉬ 그 밖에 고용노동부장관이 「산업재해보상보험법」 제8조에 따른 산업재해보상보험및예방심의위원회(이하 "같다)의 심의를 거쳐 지정하여 고시하는 업무
산후 1년이 지나지 아니한 여성	㉠ 납, 비를 취급하는 업무. 다만, 모유 수유를 하지 아니하는 여성으로서 본인이 취업 의사를 사업주에게 서면으로 제출한 경우에는 그러하지 아니한다. ㉡ 2-브로모프로판을 취급하거나 노출될 수 있는 업무 ㉢ 그 밖에 고용노동부장관이 산업재해보상보험및예방심의위원회의 심의를 거쳐 지정하여 고시하는소 업무

정답 및 해설 20.④

1 공중보건학의 발전사를 고대기, 중세기, 여명기, 확립기, 발전기의 5단계로 구분할 때 중세기에 대한 업적으로 가장 옳은 것은?

① 세계 최초의 국세조사가 스웨덴에서 이루어졌다.

② 프랑스 마르세유(Marseille)에 최초의 검역소가 설치되었다.

③ 영국 런던에서 콜레라의 발생 원인에 대한 역학조사가 이루어졌다.

④ 질병의 원인으로 장기설(miasma theory)과 4체액설이 처음 제기되었다.

1 공중보건학의 발전사

ⓘ **고대기**(위생 중심)
- 메소포타미아 : 레위기의 모세5경, 바빌로니아 함무라비법전(공중보건에 관한 내용이 있는 최초의 법전)
- 이집트 : papyri42권(가장 오래된 의학사전) ※ 임호텝, Herodotus : 개인위생
- 그리스
- 히포크라테스가 환경요인과 질병의 관련성을 최초로 제시
- 장기설, Epidemic, 4체액설, 섭생법
- 로마
- 갈렌과 히포크라테스의 장기설을 계승발전
- 위생학(Hygiene)을 처음 사용
- 전문 의료기관으로 다이아코니아, 제노도키아가 있음

ⓛ **중세기**(암흑기)
- 6 ~ 7세기 성지순례로 인한 콜레라가 대유행
- 13세기 십자군운동으로 인한 나병(한센병)
- 14세기 칭기스칸 유럽정벌로 흑사병(페스트)발병하여 유럽인구의 1/4 사망, 40일간격리(Quarantine), 프랑스마르세유의 최초 검역소
- 15 ~ 16세기 매독, 결핵유행
- Salerno 양생법 : 일반대중들이 활용

ⓒ **근세기**(여명기, 요람기) : 보건문제가 국가적 관심사
- Ramazzini : 산업보건
- Leeuwenhook : 현미경 발견
- Frank : 개인의 건강은 국가의 책임
- Jenner : 우두종두법개발
- Chadwick : 영국노동자의 발병상태보고서, 열병보고서로 최초 공중보건법 발생
- Thomas sydenham : 장기설주장, 말라리아치료 시 키니네 사용 대중화
- Vesalius : 근대 해부학의 창시자

ⓔ **근대기**(세균학설시대, 보건의료확립기)
- Snow : 콜레라 원인규명
- William : 방문간호, 오늘날 보건소 제도의 효시
- Bismarck : 세계 최초 근로자 질병보호법
- Pettenkofer : 위생학 교실 창립
- Koch : 결핵균, 연쇄상구균, 콜레라균 발견, 근대의학 창시자
- Pasteur : 백신 발견, 현대의학의 창시자
- Homes : 산욕열 예방

ⓜ **현대기**(보건의료 발전기, 탈미생물학시대)
- 1919년 : 영국이 세계 최초로 보건부 설치
- 1920년 : Winslow 공중보건의 정의 발표
- 1948년 : WHO 설립
- 1974년 : UN "Health for all by the year 2000" 인류의 건강목표 설정
- 1979년 : WHO 두창(천연두) 근절 선언

정답 및 해설 1.②

2 병원체와 숙주 간 상호작용 지표에 대한 설명으로 가장 옳지 않은 것은?

① 감염력은 병원체가 숙주 내에 침입·증식하여 숙주에 면역반응을 일으키게 하는 능력이다.

② 독력은 현성 감염자 중에서 매우 심각한 임상증상이나 장애가 초래된 사람의 비율로 계산한다.

③ 이차발병률은 감염된 사람들 중에서 발병자의 비율로 계산한다.

④ 병원력은 병원체가 감염된 숙주에게 현성감염을 일으키는 능력이다.

3 우리나라 국민건강보험의 특성에 해당하지 않는 것은?

① 강제 적용   ② 보험료 차등 부담

③ 차등 보험 급여   ④ 단기 보험

4 인체의 체온유지에 중요한 온열요소의 종합작용에 대한 설명으로 가장 옳은 것은?

① 실외에서의 불쾌지수는 기온과 기습으로부터 산출한다.

② 계절별 최적 감각온도는 겨울이 여름보다 높은 편이다.

③ 쾌감대는 기온이 높은 경우 낮은 습도 영역에서 형성된다.

④ 기온과 습도가 낮고 기류가 커지면 체열 발산이 감소한다.

2 ③ 이차발병률은 병원체의 최장잠복기 내 질병 발병자수 ÷ 환자와 접촉한 감수성 있는 사람들의 수(발달환자와 면역자 제외) × 100으로 사람 간에 2차 전파 가능한 전염병 유행에서 감염성을 판단하기 위해 산출한다. 감수성이 있다는 것은 해당 병원체에 특이항체(저항력)를 가지지 못한 사람들을 말한다. 해당 병명에 대한 과거력이 있거나 일차발병자 및 예방 접종자는 제외된다.

① 감염력은 병원체가 감염을 일으키는 능력을 말한다.

② 독력은 병원성과 동일한 의미로 사용되고 병을 발생시키는 병원균의 능력, 광의적 의미로는 병이 심각해지는 정도를 말한다.

④ 병원력이란 병원균이 현성감염을 일으키는 능력을 말하며 감염된 사람들 중에 현성감염자의 비율을 뜻한다.

3 우리나라의 국민건강보험의 특성은 강제가입(법률에 의해 국내에 거주하는 모든 국민, 외국인, 재외국민은 강제가입하여야 함), 강제징수(소득과 자산의 따라 정해진 보험료를 의무적으로 지불), 균등기여(보험료는 부담능력에 따라 부과), 균일 급여(지불한 보험료에 상관없이 동일한 의료서비스 제공), 단기보험(1년 단위로 재정수지 상계), 건강의 사회적 보장, 소득 재분배기능, 사회 연대성 재고의 특성이 있다. 차등보험급여는 사보험에서 보험료 부담수준에 따른 차등급여를 적용하고 있다.

4 ③ 쾌감대는 적당한 착의 상태에서 쾌감을 느낄 수 있는 온열조건으로 온도가 증가할수록 낮은 습도 영역에서 형성된다.

① 불쾌지수는 기온과 기습을 고려한 불쾌한의 정도를 말한다.

② 감각온도란 온도, 기류 및 방사열과 같은 것에 인자를 고려하여 인간 감각을 통해 느끼는 온도를 감각온도라 하며 계절별 최적 감각온도는 겨울이 여름보다 높다.

④ 기류가 작고 기온과 습도가 높아지면 체열발산이 감소한다.

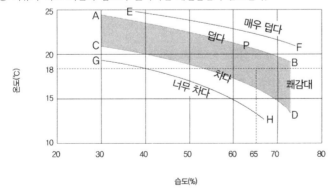

5 정신건강과 관련된 내용에 대한 설명으로 가장 옳지 않은 것은?

① 세계보건기구는 정신건강증진을 긍정적 정서를 함양하고 질병을 예방하며 역경을 이겨내는 회복력(resilience)을 향상시키는 것이라고 정의하였다.

②「정신건강증진 및 정신질환자 복지서비스 지원에 관한 법률」에서 정신건강증진사업을 규정하고 있다.

③ 정부는 정신건강을 위한 다양한 정책, 제도, 법률 서비스 개발을 강화하고 실행하여야 한다.

④ 지역사회 기반의 정신건강 서비스는 입원을 강화하도록 하고, 병원이 중심이 되어야 한다.

6 위험요인과 질병발생의 인과관계 규명을 위하여 역학적 연구를 설계하고자 할 때 인과적 연관성에 대한 근거의 수준이 가장 높은 연구방법은?

① 실험연구   ② 단면연구
③ 코호트연구   ④ 환자 – 대조군연구

7 Myers(1969)는 지역사회 또는 사회적 수준에서 요구되는 바람직한 보건의료의 조건으로 4가지를 제시하였는데, 이 중 치료과정에서 최소의 자원을 투입하여 건강을 빨리 회복시키는 것을 의미하는 것은?

① 형평성   ② 접근성
③ 효과성   ④ 효율성

5 지역사회 기반의 정신건강서비스는 지역사회의 생활을 향상시키고, 입원이나 입소를 최소한으로 하여 환자 중심적인 치료가 우선적으로 고려되어야 한다.

6 ① 실험연구는 연구자가 연구대상자의 참여 및 주요인 및 교란요인에 노출, 무작위 배정을 통하여 여러 연구조건들을 직접 통제하여 연구수행과정에서 발생할 수 있는 각종 바이어스가 연구결과에 영향을 미치는 것을 최소한 것으로 인과적 연관성에 대한 근거의 수준이 가장 높다.
② 단면연구는 질병과 질병에 대한 위험요인 노출정보를 같은 시점 또는 같은 기간 내에 도출할 수 있는 역학적 연구형태로써 연구 설계 중 유일하게 유병률을 산출할 수 있는 연구방법이다.
③ 코호트 연구는 질병의 위험요인을 밝히고자 위험요인에 노출된 인구집단을 장시간 동안 추적관찰하여 질병이나 사망의 발생률을 비교하는 역학적 연구 설계이다.
④ 환자 – 대조군 연구는 연구하고자 하는 질병이 있는 환자군과 질병이 없는 대조군에서 유험요인에 대한 두 집단의 노출 정도를 비교하는 연구이다.

7 Myers의 양질의 보건의료 구성요소로서의 4가지
㉠ **접근용이성(accessibility)** : 사용자들이 필요하면 언제 어디서든 쉽게 이용할 수 있도록 재정적, 지리적, 사회, 문화적인 측면에서 보건의료서비스가 송급되어야 함을 말한다.
㉡ **질적 적정성(quality)** : 보건의료와 관련하여 의학적 적정성과 사회적 적정성이 질적으로 동시에 달성될 수 있어야 함을 의미한다.
㉢ **지속성(continuity)** : 보건의료는 시간적, 지리적으로 상관성을 가져야하고 보건의료 기관들 간에 유기적으로 협동하여 보건의료서비스를 수행해야한다.
㉣ **효율성(efficiency)** : 보건의료 목적을 달성하는 데 투입되는 자원의 양을 최소화하거나 일정한 자원의 투입으로 최대의 목적을 달성할 수 있어야 함을 의미한다.

정답 및 해설 5.④ 6.① 7.④

8 〈보기〉에서 설명하는 물질로 가장 옳은 것은?

> 은백색 중금속으로 합금제조, 합성수지, 도금작업, 도료, 비료제조 등의 작업장에서 발생되어 체내로 들어가면 혈액을 거쳐 간과 신장에 축적된 후 만성중독 시 신장기능장애, 폐기종, 단백뇨 증상을 일으킨다.

① 비소   ② 수은
③ 크롬   ④ 카드뮴

9 질병예방적 관점에 따른 보건의료의 분류로 가장 옳은 것은?

① 재활치료는 이차예방에 해당한다.
② 금주사업은 일차예방에 해당한다.
③ 예방접종은 이차예방에 해당한다.
④ 폐암 조기진단은 일차예방에 해당한다.

10 〈보기〉에서 설명하는 인구구조로 가장 옳은 것은?

> 감소형 인구구조로서 출생률이 사망률보다 낮은 인구구조를 말한다. 주로 평균수명이 높은 선진국에 나타나는 모형이다.

① 종형(bell form)
② 항아리형(pot form)
③ 피라미드형(pyramid form)
④ 별형(star form)

8 ④ **카드뮴** : 만성중독의 3대 증상에는 폐기종과 신장기능 장애, 단백뇨가 있으며 대표적인 증상으로는 뼈의 통증, 골연화증, 골소공증 등 골격계 장애가 있다.

① **비소** : 수용성무기 비소는 급성 독성을 가지고 있으며, 장기간 섭취할 경우 만성중독이 발생하여 피부증상 및 말초신경장애, 당뇨, 신장계통의 이상, 심혈관계 질병, 암 등의 건강문제를 유발시킨다.

② **수은** : 자궁 내 태아의 조기 발육장애를 일으키는 독성물질이다. 주로 작업장에서 원소수은을 증기로 흡입할 때 인간에 대한 노출이 이루어지며, 수은에 오염된 물고기나 조개를 섭취하는 것도 중요한 노출 경로이다.

③ **크롬** : 급성중독의 경우 신장장해, 만성중독의 경우 코, 폐 및 위장의 점막에 병변을 일으키며 대표적인 증상으로는 비중격천공이 있다.

9 보건의료의 분류

㉠ **1차 예방** : 건강한 개인을 대상으로 특정건강문제가 발생하기 이전에 질병을 예방하거나 질병이 발생하더라도 그 정도를 약하게 하는 것을 의미한다. (예방접종, 건강증진, 보건교육, 상담, 영양관리 등)

㉡ **2차 예방** : 질병의 초기 즉 조기에 발견하고 이를 치료하여 원래의 건강상태를 되찾도록 하는 것이다. (건강검진, 집단검진, 조기치료, 당뇨환자의 식이요법 등)

㉢ **3차 예방** : 질병의 발견과 치료 후 남는 여러 가지 신체적 장애와 기능을 회복시키고 질병으로 인한 신체적, 정신적 후유증을 최소화하는 것을 말하며 합병증을 최소화하는 것을 말한다. (재활치료, 사회생활복귀, 정신질환자의 사회복귀 훈련 등)

10 ② **항아리형**(pot form, 감퇴형) : 출생률과 사망률이 모두 낮으면서 출생률이 사망률보다 낮아 인구가 감소하는 특징이 있으며, 주로 평균수명이 높은 선진국에서 나타난다.

① **종형**(bell form, 선진국형) : 출생률이 낮아 유소년층 인구가 낮고 평균수명이 연장되어 노년층의 비율이 높다. 선진국에서 나타난다.

③ **피라미드형**(pyramid form, 후진국형) : 유소년층이 큰 비중을 차지하며 다산다사의 미개발국가나 다산소사의 개발도상국에서 나타난다.

④ **별형**(star form, 도시형) : 인구전입으로 청장년층의 비율이 높은 도시나 신개발지역에서 나타나는 유형으로써 노년인구나 유소년인구에 비해 생산연령인구가 많다는 특징이 있다.

정답 및 해설 8.④ 9.② 10.②

11 수질 오염에 대한 설명으로 가장 옳은 것은?

① 물의 pH는 보통 7.0 전후이다.

② 암모니아성 질소의 검출은 유기성 물질에 오염된 후 시간이 많이 지난 것을 의미한다.

③ 물속에 녹아있는 산소량인 용존산소는 오염된 물에서 거의 포화에 가깝다.

④ 생물화학적 산소요구량이 높다는 것은 수중에 분해되기 쉬운 유기물이 적다는 것을 의미한다.

12 역학적 삼각형(epidemiologic triangle) 모형으로 설명할 수 있는 질환으로 가장 옳은 것은?

① 골절　　　　　　　　　　　　② 콜레라

③ 고혈압　　　　　　　　　　　④ 폐암

13 〈보기〉에서 교차비(odds ratio)를 구하는 식으로 가장 옳은 것은?

위험 요인 노출	질병 발생	
	발생(+)	비발생(−)
노출(+)	a	b
비노출(−)	c	d

① $\dfrac{ad}{bc}$

② $\dfrac{a}{a+b} \div \dfrac{c}{c+d}$

③ $\dfrac{a+c}{a+b+c+d}$

④ $\dfrac{c}{c+d}$

11 ① 순수하고 오염되지 않은 물의 pH는 보통 7로 산성도 알칼리성도 아닌 중성상태이다.

② 암모니아성 질소는 단백질이 분해되면서 생성되는 물질이며 우리나라의 강과 호수에서 검출되는 암모니아성 질소는 생활하수 및 축산폐수가 주 원인으로 알려져 있다.

③ 용존산소량은 물의 오심상태를 나타내는 항목 중에 하나로 물에 녹아있는 산소의 양을 말한다. 맑은 물에서 용존산소량은 거의 포화값에 가까우며 유기물 등으로 오염되어 있는 물에서 용존산소량이 1ppm 이하가 되기도 한다. 일반적인 물고기들은 용존산소량의 4 ~ 5ppm 이하가 되면 생존할 수 없다.

④ 생화학적 산소요구량은 물속에 있는 호기성 미생물이 유기물을 분해하는 데 필요한 산소의 소모량을 말하며, 높을수록 유기물이 많이 포함된 오염된 물이라는 것을 의미한다.

12 역학적 삼각형(epidemiologic triangle) … F.G.Clark가 질병발생의 요인을 숙주와 병인, 환경이라는 3가지 요인의 상호작용에 의한 것이라고 주장한 것이다. 숙주에 영향을 주는 요인에는 생물적 요인(성별, 연령, 종족 등), 체질적 요인(건강, 영양, 면역 등), 행태적 요인(생활습관, 개인위생 등), 유전적 요인이 있다. 병인에 영향을 주는 요인에는 병원소 밖에서 생존 및 증식하는 증력과 전파의 난이성, 숙주로의 침입 및 감염능력, 질병을 일으키는 능력이 있으며 환경영향을 주는 요인에는 물리·화학적 요인(계절, 기후 등)과 사회·문화적 요인(인구분포, 사회구조 등), 생물적 요인(매개곤충, 기생충 등)이 있다. 이는 가장 널리 사용되어온 모형이나 비감염성 질환의 발생을 설명하기에는 부적절하다. 거미줄 모형은 질병이 발생하는 경로를 표현하여 질병예방대책을 마련하는 데 도움을 주며, 수레바퀴모형은 질병발생에 대한 원인 요소들의 기여정도에 중점을 두어 역학적 분석에 도움을 준다. 거미줄 모형과 수레바퀴모형은 만성비감염성질환의 원인을 표현하는데 적합하여 골절, 고혈압, 폐암 등을 설명하는 데 적합하다.

13 교차비(odds ratio) … 어떤 성공할 확률이 실패할 확률의 몇 배인지를 나타내는 확률을 의미한다. 즉, 위험인자에 노출된 사람 중에서 질병에 걸린 사람의 수를 질병에 걸리지 않은 사람의 수로 나누고 이를 다시 위험인자에 노출되지 않은 사람 중 질병에 걸린 사람 수를 질병에 걸리지 않은 사람으로 나누는 것을 말한다. 이것은 주로 위험인자에 노출된 경우 노출되지 않은 경우에 비해 질환이 발생할 위험이 몇 배 더 크다고 해석된다. 즉 요인이 없을 때(위험인자가 없을 때)에 대한 요인이 있을 때(위험 인자가 있을 때)의 교차비(odds ratio)를 나타낸다.

14 우리나라 보건행정조직에 대한 설명으로 가장 옳지 않은 것은?

① 「지역보건법」에 기반하여 보건소와 보건지소가 설치되어 있다.

② 「보건소법」은 1995년 「지역보건법」으로 개정되었다.

③ 보건진료소는 보건의료 취약지역에 설치되며, 보건진료소장은 보건진료 전담공무원이 맡는다.

④ 건강생활지원센터는 시·군·구 단위로 설치되고 감염병 관리 및 치료 기능을 담당하고 있다.

15 인구구조 지표에 대한 설명으로 가장 옳은 것은?

① 부양비는 경제활동연령 인구에 대한 비경제활동연령 인구의 비율로 표시된다.

② 노년부양비는 0 ~ 14세 인구에 대한 65세 이상 인구의 비율로 표시된나.

③ 노령화지수는 15 ~ 64세 인구에 대한 65세 이상 인구의 비율로 표시된다.

④ 1차 성비는 출생 시 여자 100명에 대한 남자 수로 표시된다.

16 지역주민의 건강문제에 대한 조사결과가 정규분포를 따른다고 할 때 이 곡선에 대한 설명으로 가장 옳은 것은?

① 평균 근처에서 낮고 양측으로 갈수록 높아진다.

② 평균에 따라 곡선의 높낮이가 달라진다.

③ 표준편차에 따라 곡선의 위치가 달라진다.

④ 표준편차가 작으면 곡선의 모양이 좁고 높아진다.

14 건강생활지원센터는 지역주민의 건강 형평성제고를 위해 운영되고 있으며 지역보건사업의 원활한 추진을 위한 지원을 한다. 우리나라의 보건행정조직은 이원화된 구조로 되어있다. 보건복지부는 보건정책을 결정 기술지도와 감독을 담당하며 행정안전부는 예산을 집행하고 인사권을 가지고 있다. 「지역보건법」 10조에 의거하여 대통령령이 정하는 기준에 따라 지방자치단체의 조례로 보건소를 설치하는데 시, 군, 구별로 1개소씩 설치한다. 보건소법은 1995년 지역보건법으로 개정되었으며, 보건소 등 지역보건의료기관의 설치·운영 및 지역보건의료사업의 연계성 확보에 필요한 사항을 규정하고 있는 법률(1995. 12. 29, 법률 5101호)이다.

15 ① 부양비(Dependency ratio)는 생산가능인구(45 ~ 64세)에 대한 유소년인구(0 ~ 14세)와 고령인구(65세 이상)의 합의 백분비로 인구의 연령구조를 나타내는 지표이다.
② 노년부양비란 생산연령인구(15 ~ 64세)100명에 대한 고령(65세 이상)인구의 비를 뜻한다.
③ 노령화지수는 유소년(14세 이하)인구 100명에 대한 고령(65세 이상) 인구의 비이다.
④ 1차 성비는 수정될 때의 성비, 2차 성비는 출생성비, 3차 성비는 생식연령의 성비, 4차 성비는 생식연령 이후의 성비로 나뉜다.

16 정규분포란 아래 [그림1]의 그래프처럼 중간값과 평균값의 분포가 가장 높고 양 극단의 최댓값과 최솟값이 매우 적다는 것을 의미한다. 표준편차가 클수록 [그림2]처럼 곡선이 완만해지며 표준편차가 작으면 [그림3]처럼 곡선의 모양이 좁고 높아진다. 평균에 따라 곡선의 위치가 달라지며 표준편차에 따라 곡선의 높낮이가 달라진다.

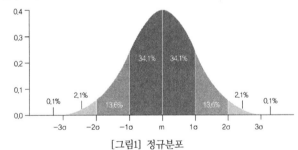

[그림1] 정규분포

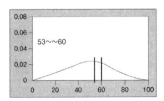

[그림2] 평균이 53, 표준편차가 15일 경우

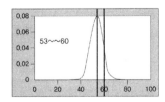

[그림3] 평균이 53, 표준편차가 5일 경우

정답 및 해설 14.④ 15.① 16.④

17 식중독에 대한 설명으로 가장 옳지 않은 것은?

① 세균성 식중독은 크게 감염형과 독소형으로 분류된다.

② 대부분의 세균성 식중독은 2차 감염이 거의 없다.

③ 노로바이러스는 온도, 습도, 영양성분 등이 적정하면 음식물에서 자체 증식이 가능하다.

④ 살모넬라, 장염비브리오는 감염형 식중독 원인균에 해당한다.

18 알마아타 선언에서 제시한 일차보건의료(primary health care)의 필수적인 사업 내용에 해당하는 것은?

① 전문 의약품의 공급   ② 직업병 예방을 위한 산업보건

③ 안전한 식수공급과 기본적 위생   ④ 희귀질병과 외상의 적절한 치료

19 인위적으로 항체를 주사하여 얻는 면역은?

① 자연능동면역   ② 자연수동면역

③ 인공능동면역   ④ 인공수동면역

17 ③ 노로바이러스는 주로 물을 통해 전염되며 자체 증식은 불가능하다. 식중독이란 식품의 섭취로 인하여 인체에 유해한 미생물 또는 유독물질에 의하여 발생하였거나 발생한 것으로 판단되는 감염성 또는 독소형 질환(「식품위생법」 제2조 제14호)이다. 식중독은 크게 미생물(세균성, 바이러스성)과 화학물질(자연독, 인공화합물)로 나눌수 있다.

① 세균성 식중독은 크게 독소형과 감염형으로 구분할 수 있다.

② 세균성 식중독 중 감염형에 해당되는 노로바이러스의 경우 2차 감염이 흔하게 일어나기 때문에 집단적인 발병 양상을 보인다.

④ 세균성 식중독 중 감염형에는 살모넬라, 장염비브리오균, 병원성 대장균 등이 있다.

18 알마아타 선언 중 제7조 일차보건의료(primary health care)

㉠ 국가 및 그 공동체의 경제적 조건 및 사회·문화적, 정치적 특성으로부터 발전하고 사회, 의료 서비스 연구와 공공 보건 경험의 관련 결과의 적용에 기초한다.

㉡ 그에 따라 촉진, 예방, 치료 및 재활 서비스를 제공하여 커뮤니티의 주요 건강 문제를 해결한다.

㉢ 최소한 일반적인 건강 문제와 그것들을 예방하고 통제하는 방법에 관한 교육, 식품 공급의 촉진과 적절한 영양 섭취, 안전한 물과 기본 위생의 적절한 공급, 가족계획을 포함한 산모와 아동 건강관리, 주요 감염 예방 및 예방국부적 풍토병, 일반 질병 및 부상의 적절한 치료, 필수 약물 제공

㉣ 보건 부문 외에도, 국가 및 지역사회 개발의 모든 관련 부문과 양상, 특히 농업, 동물 사육, 식품, 산업, 교육, 주택, 공공사업, 통신 및 기타 부문이 포함되며, 이러한 모든 부문의 조정된 노력을 요구한다.

㉤ 일차보건의료의 계획, 조직, 운영 및 관리에 최대한의 지역사회와 개인의 자립성을 요구 및 촉진하고, 지역, 국가 및 기타 가용 자원을 최대 활용하고, 이를 위해 적절한 교육을 통해 지역사회에 참여할 수 있는 능력을 개발한다.

㉥ 기능적으로 통합되고, 상호 보완적인 의뢰 시스템(전달 체계)을 통해 지속되어야 하며, 이는 모두를 위한 종합적인 의료 서비스의 점진적인 개선을 이끌어 내고, 가장 도움이 필요한 사람들에게 우선순위를 주어야 한다.

㉦ 지역 및 의료 수준에서 의사, 간호사, 조산사, 보조원 및 지역사회 종사자를 포함한 보건 종사자와 필요한 경우 전통의료 시술자를 포함하여 사회 및 기술적으로 의료 팀으로서 일하기 위해 적절히 훈련된 종사자에 의존한다.

19 능동면역이란 항원에 적극적으로 반응하여 특이 항체를 생성하는 것이며, 자연 능동면역은 질병을 앓고 난후 획득하는 것을 말한다(수두, 홍역, 몰거리). 인공 능동면역은 예방접종을 통해 질병을 피할 수 있게 된 것을 말한다.(소아마비, 홍역, 풍진, 장티푸스, 콜레라, 결핵 등). 수동면역이란 다른 사람이나 동물에 의해 만들어진 항체를 체내에 주입하는 것을 말하며, 자연 수동면역은 태아가 모체로부터 받는 면역을 말한다. 인공 수동면역이란 다른 사람이나 동물에 의해 만들어진 항체를 주입하는 것(광견병, 파상풍, 독사에 물린 경우 인체 감마 글로블린 주사를 맞는 것)이 해당된다.

정답 및 해설 17.③ 18.③ 19.④

20 「환경정책기본법 시행규칙」에 의한 대기환경 기준에서 1시간 및 8시간 평균치만 설정되어 있는 대기오염물질은?

① 오존, 아황산가스

② 오존, 일산화탄소

③ 일산화탄소, 아황산가스

④ 아황산가스, 초미세먼지(PM−2.5)

20 환경기준〈환경정책기본법 시행령 별표 1〉

항목	기준
아황산가스(SO_2)	• 연간 평균치 0.02ppm 이하 • 24시간 평균치 0.05ppm 이하 • 1시간 평균치 0.15ppm 이하
일산화탄소(CO)	• 8시간 평균치 9ppm 이하 • 1시간 평균치 25ppm 이하
이산화질소(NO_2)	• 연간 평균치 0.03ppm 이하 • 24시간 평균치 0.06ppm 이하 • 1시간 평균치 0.10ppm 이하
미세먼지(PM-10)	• 연간 평균치 50$\mu g/m^3$ 이하 • 24시간 평균치 100$\mu g/m^3$ 이하
초미세먼지(PM-2.5)	• 연간 평균치 15$\mu g/m^3$ 이하 • 24시간 평균치 35$\mu g/m^3$ 이하
오존(O_3)	• 8시간 평균치 0.06ppm 이하 • 1시간 평균치 0.1ppm 이하
납(Pb)	연간 평균치 0.5$\mu g/m^3$ 이하
벤젠	연간 평균치 5$\mu g/m^3$ 이하

정답 및 해설 20.②

서원각 교재와 함께하는 STEP

공무원 학습방법

01 파워특강
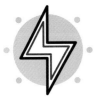
공무원 시험을 처음 시작할 때
파워특강으로 핵심이론 파악

02 기출문제 정복하기
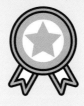
기본개념 학습을 했다면
과목별 기출문제 회독하기

03 전과목 총정리

전 과목을 한 권으로 압축한
전과목 총정리로 개념 완성

04 전면돌파 면접

필기합격!
면접 준비는 실제 나온 문제를
기반으로 준비하기

서원각과 함께하는
공무원 합격을 위한
공부법

05 인적성검사 준비하기

중요도가 점점 올라가는
인적성검사, 출제 유형 파악하기

제공도서 : 소방, 교육공무직

• 교재와 함께 병행하는 학습 step3 •

1 step 회독하기

최소 3번 이상의
회독으로 문항을 분석

2 step 오답노트
 YES
☐ NO

틀린 문제 알고 가자!

3 step 백지노트

오늘 공부한 내용,
빈 백지에 써보면서 암기

다양한 정보와
이벤트를 확인하세요!

서원각 블로그에서 제공하는 용어를 보면서 알아두면 유용한 시사, 경제, 금융 등 다양한 주제의 용어를 공부해보세요. 또한 블로그를 통해서 진행하는 이벤트를 통해서 다양한 혜택을 받아보세요.

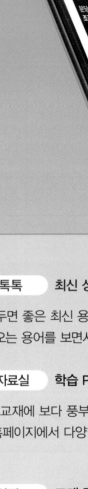

최신상식용어
최신 상식을 사진과 함께 읽어보세요.

시험정보
최근 시험정보를 확인해보세요.

도서이벤트
다양한 교재이벤트에 참여해서 혜택을 받아보세요.

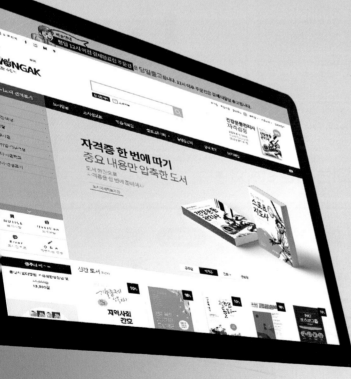

1 상식 톡톡   최신 상식용어 제공!

알아두면 좋은 최신 용어를 학습해보세요. 매주 올라오는 용어를 보면서 다양한 용어 학습!

2 학습자료실   학습 PDF 무료제공

일부 교재에 보다 풍부한 학습자료를 제공합니다. 홈페이지에서 다양한 학습자료를 확인해보세요.

3 도서상담   교재 관련 상담게시판

서원각 교재로 학습하면서 궁금하셨던 점을 물어보세요.

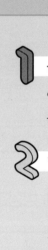

QR코드 찍으시면
서원각 홈페이지(www.goseowon.com)에 빠르게 접속할 수 있습니다.